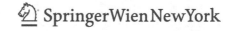

Bernhard J. Mitterauer

Narziss und Echo

Ein psycho-biologisches Modell der Depression

SpringerWienNewYork

Univ.-Prof. Dr. Bernhard Mitterauer
Interfakultärer Fachbereich für Gerichtsmedizin und Forensische Neuropsychiatrie,
Universität Salzburg

© 2009 Springer-Verlag/Wien
Printed in Germany

SpringerWienNewYork ist ein Unternehmen von
Springer Science + Business Media
springer.at

Satz: Jung Crossmedia Publishing GmbH, 35633 Lahnau, Deutschland
Druck und Bindung: Strauss GmbH, 69509 Mörlenbach, Deutschland

Gedruckt auf säurefreiem, chlorfrei gebleichtem Papier – TCF
SPIN: 12630042

Umschlagbild: John William Waterhouse, Echo and Narcissus, 1903

Bibliografische Information der Deutschen Nationalbibliothek
Die Deutsche Nationalbibliothek verzeichnet diese Publikation in der Deutschen
Nationalbibliografie; detaillierte bibliografische Daten sind im Internet
über http://dnb.d-nb.de abrufbar.

ISBN 978-3-211-99139-8 SpringerWienNewYork

Allen Menschen, die an einer Depression leiden, gewidmet.

Inhaltsverzeichnis

Danksagung

Da dieses Forschungsprogramm über gut zwei Dezennien erfolgt ist, haben im Laufe der Jahre zahlreiche Mitarbeiter sowohl von der Christian-Doppler-Klinik als auch vom Institut für Forensische Neuropsychiatrie der Universität Salzburg einen Beitrag geleistet. Dafür bin ich sehr dankbar. Besonders erwähnen möchte ich Helfried Rothuber und vor allem Ernst Griebnitz, der unsere neue Depressionsdiagnostik in der Begutachtung laufend einsetzt, sodass ich von ihm immer wieder wertvolle Anregungen erhalten habe. Ingrid Klocker hat die umfangreichen Schreibarbeiten übernommen, Günther Nöhmer die Erstellung der Graphiken, wofür ich beiden besonders dankbar bin. Die Korrekturen und Organisation des druckreifen Manuskripts haben Brigitte Reindl sowie Ulrike und Johannes Klopf akribisch durchgeführt.

Einleitung

Wenn man ein neues psychobiologisches Modell der Depression vorstellt, so muss der derzeitige Stand der Forschung berücksichtigt werden. Brakemeier et al (2008) haben eine hervorragende Überblicksarbeit zur „Ätiopathogenese der unipolaren Depression" veröffentlicht, auf welche ich mich zunächst beziehen möchte.

Trotz der hohen Bedeutung der empirisch/psychiatrischen Forschung der letzten 20 Jahre besteht nach wie vor großer Forschungsbedarf bezüglich der Ätiopathogenese der Depression. Am ehesten belegt scheint bisher, dass die genetische Belastung ein entscheidender ätiologischer Faktor ist. Es wird jedoch lediglich die Vulnerabilität für die Erkrankung vererbt. Mit anderen Worten: Die genetische Disposition kann erst im Zusammenspiel mit psychosozialen Auslösefaktoren das Auftreten der Depression bedingen. Es besteht daher heute weitgehende Einigkeit darüber, dass die Depression – wie die meisten psychobiologischen Störungsbilder – am besten durch ein Diathese-Stress-Modell bzw. Vulnerabilitäts-Stress-Modell erklärbar ist (Akiskal, 1995).

Nach psychoanalytisch/psychodynamischer Lehre liegt die Vulnerabilität zur Depression in einem in der frühen Kindheit entstandenen fragilen Selbstwertsystem, das im Übermaß symbiotische Bindungen anstrebt und mit großen Anstrengungen narzisstische Ersatzbefriedigungen durch andere zu erhalten versucht. Die Auffassung Freuds (1917), dass Objektverluste für die Auslösung einer Depression eine Rolle spielen, wurde durch die Life-event-Forschung bestätigt (Brown und Harris, 1978). Deren theoretische Modelle gehen in erster Linie von der Verstärker-Verlust-Theorie (Lewinsohn et al, 1979) aus. Demnach ist die entscheidende Variable für die Entstehung und Aufrechterhaltung der Depression der Mangel an einer verhaltenskontingenten positiven Verstärkung im Sinne der Belohnung.

Kognitionspsychologische Hypothesen nehmen an, dass depressiven Erkrankungen kognitive Störungen zugrunde liegen, die sich in dysfunktionalen Einstellungen negativer automatischer Gedanken über sich selbst, die Welt und die Zukunft (negative kognitive Triade) und in einer mangelnden Informationsverarbeitung manifestieren (Beck, 1963; 1964; Clark et al, 1999). Eine weit verbreitete kognitive Theorie der Depressionsentstehung ist die gelernte Hilflosigkeit (Seligman, 1975). Diesem Modell liegt die Annahme zugrunde, dass aversive Reize allein nicht notwendigerweise tiefgreifende negative psychische Konsequenzen bedingen. Der entscheidende Faktor ist vielmehr ihre erlebte Nichtkontrollierbarkeit. Eine weitere Entwicklung der Hilflosigkeitstheorie ist die Hoffnungslosigkeitstheorie (Abramson et al, 1978). Interpersonelle Theorien wiederum gehen zur Erklärung der Entstehung und des Verlaufs einer Depression (unabhängig vom jeweiligen Bedingungsgefüge) immer von einem psychosozialen und interpersonellen Kontext im Sinne von Beziehungsstörungen aus.

Aber auch das Vorliegen bestimmter Persönlichkeitseigenschaften wird als Risikofaktor für die Ausprägung einer Depression angenommen. Im deutschsprachigen Raum hat das Konzept des Typus melancholicus von H. Tellenbach (1974) eine besondere Bedeutung gewonnen. Dieser Persönlichkeitstyp ist durch übergroße Ordentlichkeit in persönlichen und fachlichen Bezügen charakterisiert. Zudem sind diese Personen von Inkludenz (eingeschlossen in Normen) sowie Remanenz (Zurückbleiben hinter Entscheidungsaufgaben) beherrscht.

Mittlerweile gibt es vor allem auch umfangreiche neurobiologische Erkenntnisse zur Pathophysiologie und Pathogenese der Depression, ohne dass diese bislang hinreichend aufgeklärt wurde. Schon lange bekannt sind die Noradrenalin- und die Serotoninmangelhypothese im synaptischen Spalt. Weitere Theorien der Depressionsentstehung beinhalten eine Dysfunktion des dopaminergen und GABAergen Systems, eine veränderte Expression von Neuropeptiden, wie zB Substanz P, neuroimmunologische sowie neuroendokrinologische Ansätze, zB die Hyperaktivität des Hypothalamus-Hypophysen-Nebennierenrinden-Systems. Die Neurotrophin-Hypothese der Depression geht davon aus, dass eine verminderte Produktion neurotropher Faktoren und eine verminderte Neurogenese ein wesentliches pathophysiologisches Korrelat der Depression darstellen.

Die verschiedenen pathophysiologischen Konzepte zur Depressionsentstehung haben auch zu neuartigen Therapieansätzen geführt. Allerdings steht der Nachweis für einen erfolgreichen klinischen Ein-
satz dieser neuen therapeutischen Strategien in der klinischen Praxis
noch aus (Schüle et al, 2007).

Was die unterdrückte Entstehung neuer Neuronen im Hypothalamus bei Patienten mit einer depressiven Episode (major depression)
betrifft, so wird angenommen, dass es sich hier um einen entscheidenden Befund für die Erklärung der Entstehung der Depression
handelt. Dabei wird in der Stimulierung neuer Neuronen ein wesentlicher antidepressiver Effekt, insbesondere auch bezüglich einer
Verbesserung der kognitiven Defizite, angenommen (Perera et al,
2008).

Da das meiner Depressionstheorie zugrunde liegende Modell wesentlich auf den glia-neuronalen Interaktionen in den Synapsen beruht, sind neuere hirnbiologische Befunde bezüglich der Rolle von
Gliazellen bei der Entstehung der Depression von besonderem Interesse. Was zunächst Veränderungen der weißen Substanz in verschiedenen Hirnregionen betrifft, so haben Ning Ma et al (2007) mit bild-
gebenden Verfahren gefunden, dass diese bereits am Beginn einer
depressiven Episode auftreten dürften. Diese Autoren folgern daraus,
dass Läsionen in der weißen Substanz neuronale Funktionskreise unterbrechen können, welche für die Regulation der Stimmung verantwortlich sind. Scherk et al (2008) weisen jedoch darauf hin, dass die
Studien bei Patienten mit depressiven Störungen bezüglich Veränderungen sowohl in der weißen als auch in der grauen Substanz des
Gehirns nach wie vor inkonsistent sind und keinen Erklärungswert
haben.

Anders verhält es sich allerdings, wenn man von einem Zusammenspiel von Entzündung, Glutamat und Gliazellen in der Depression ausgeht. Es gibt zahlreiche Experimente, die darauf hinweisen,
dass Entzündung und Glutamatdysfunktion zur Pathophysiologie
der Depression beitragen (Dantzer et al, 2008; Sancora et al, 2004).
Dabei wird ein Verlust der Astrogliazellen angenommen, der zu einer Imbalanz zwischen den anti- und proentzündlichen Mediato-
ren führt und dadurch den Abtransport der exzitatorischen Aminosäuren beeinträchtigt. Auf einen Verlust von Astrozyten im Gehirn
depressiver Patienten weist vor allem eine verminderte Produktion
des „glial fibrillary acid protein" hin. Auf diese Weise ist die Fähig-

keit des Gehirns, die neurotoxischen Aminosäuren abzubauen, stark beeinträchtigt und die gliale Produktion neurotropher Faktoren ist herabgesetzt (McNally et al, 2008). Hier handelt es sich zwar um interessante Befunde, was diese jedoch für die Entstehung depressiven Verhaltens bedeuten, bleibt unklar.

Die vorliegende Monographie geht von einer depressiven Grundstörung aus, die sich sowohl psychologisch als auch hirnbiologisch begründen lässt. Ich spreche daher von einem psychobiologischen Modell der Depression. In ausführlichen psychologischen Kapiteln wird eine neue Theorie des Narzissmus vorgestellt, welche von der Nicht-Machbarkeit übergroßer Intentionen im Sinne der Hyperintentionalität bestimmt ist. Diese Hyperintentionalität betrifft in der Depression nicht nur die eigene Person, sondern wirkt sich auch destruktiv auf die zwischenmenschliche Kommunikation aus, was uns der Mythos von Narziss und Echo lehrt.

Die persönlichkeitstypische Hyperintentionalität wird an einem synaptischen Modell gezeigt, welches auf der Interaktion zwischen dem glialen und dem neuronalen System des Gehirns beruht. Die synaptische Hyperintentionalität führt zu einer Verzögerung der Informationsverarbeitung, sodass die das Verhalten entscheidenden Systeme im Hirnstamm nicht in Echtzeit operieren können. Die im Hirnstamm erzeugten Verhaltensmodalitäten sind dann für die depressive Grundstörung wesentlich verantwortlich, da es zu Extrempositionen im Sinne eines Nicht-mehr-Tun-Könnens oder eines Ständig-tun-Müssens kommt. Dadurch verliert der Patient sein Selbstverständnis.

Kommunikationstheoretische Überlegungen erlauben die Klassifikation von Akzeptanz- und Verwerfungsdepression, was auch für die Abschätzung der Suizidalität von Bedeutung ist. Die Vertiefung und Erweiterung der Depressionsdiagnostik dürfte vor allem darin bestehen, dass das depressive Verhalten durch zahlreiche Hyperphänomene mitbestimmt ist, welche in der gängigen Diagnostik nicht erfasst sind oder als Komorbiditäten klassifiziert werden. Aus kulturphilosophischer Perspektive muss fernerhin das Konzept der Melancholie als natürliche Schwermut von der Depression abgegrenzt werden.

Das Modell der depressiven Grundstörung wird im empirischen Teil statistisch überprüft und anhand zahlreicher Einzelfalldarstellungen beschrieben und interpretiert. Bei der semantisch-syntakti-

schen Analyse der kognitiven Prozesse von Beschreibung und Erklärung zeigt sich, dass die kognitive Beeinträchtigung der untersuchten
Patienten diesbezüglich nicht sehr ausgeprägt ist. Der Verlust des
Selbstverständnisses resultiert daher wesentlich aus der subjektiv
nicht erklärbaren gesamten Verhaltensveränderung in der Depression. So gesehen ist die Depression im Grunde eine Handlungsstörung. Als Konsequenz wird eine Handlungstherapie der Depression
ergänzend zur Pharmakotherapie vorgeschlagen.

Diagnostik der depressiven Episode
(major depression)

Das psychobiologische Modell der Depression stellt in vieler Hinsicht einen neuen Ansatz zur Depressionsforschung dar und muss daher an den gängigen zeitgenössischen Diagnosemanualen gemessen werden. Als diagnostisches Referenzsystem für die gesamten diagnostischen Ausführungen dieser Monographie werden die Kriterien für eine Episode der major depression nach dem Diagnostic and Statistic Manual of mental Disorders (DSM-IV, American Psychiatric Association, 1994) herangezogen.

Es handelt sich dabei im Wesentlichen um folgende Symptome:

1. Depressive Verstimmung, Verstimmung an fast allen Tagen
2. Deutlich vermindertes Interesse oder Freude an (fast) allen Aktivitäten
3. Gewichtsverlust oder Gewichtszunahme
4. Schlaflosigkeit oder vermehrter Schlaf
5. Psychomotorische Unruhe oder Verlangsamung an fast allen Tagen
6. Müdigkeit oder Energieverlust an fast allen Tagen
7. Gefühle der Wertlosigkeit oder unangemessene Schuldgefühle
8. Verminderte Fähigkeit zu denken oder sich zu konzentrieren oder verringerte Entscheidungsfähigkeit an fast allen Tagen
9. Wiederkehrende Gedanken an den Tod sowie wiederkehrende Suizidvorstellungen bis hin zu Suizidversuchen.

(Bezüglich der üblichen Auflistung der Ausschlusskriterien sei auf das DSM-IV verwiesen).

In unserer Konzeption der depressiven Grundstörung sind diese Symptome zwar weitgehend berücksichtigt, die depressive Symptomatologie geht jedoch beträchtlich über jene in den statistischen Manualen festgehaltene hinaus. Dabei geht es vor allem um „Hyperphänomene" des Verhaltens, von denen im DSM-IV nur ein vermehrter Schlaf und ein vermehrter Appetit angeführt sind.

Von besonderem Interesse für die Interpretation unseres psychobiologischen Depressionsmodells ist das Störungsbild der atypischen Depression. Dabei geht es um folgende fünf Kriterien bzw. Symptome:

1. Affektive Reagibilität
2. Hypersomnie
3. Bleierne Lähmung in Armen und Beinen
4. Hyperphagie
5. Überempfindlichkeit gegenüber Zurückweisungen.

Hier werden die bereits für die depressive Episode berücksichtigten Hyperphänomene der Hypersomnie und Hyperphagie noch durch das Auftreten einer länger anhaltenden bleiernen Lähmung ergänzt. Wie wir anhand einschlägiger Falldarstellungen zeigen können, dürfte es sich bei der so genannten bleiernen Lähmung um ein typisches Depressionsphänomen im Sinne eines Erstarren-Müssens handeln. Was die Überempfindlichkeit auf Zurückweisung betrifft, so erklärt sich diese aus der vulnerablen narzisstischen Persönlichkeitsstruktur, welche so gut wie allen depressiven Patienten zugrunde liegt. Da diese Symptome in die Kategorie der depressiven Episode nicht passen, werden sie nicht nur als atypisch bezeichnet, sondern man versucht, das Problem dadurch zu lösen, dass man sie innerhalb des bipolaren Spektrums unterbringt (Akiskal und Benazzi, 2008).

Inwieweit sich unsere diagnostischen Kriterien mit jenen der gängigen Diagnoseschemata decken, wo sie ergänzend und vertiefend sind, und was die Zukunftsperspektiven der psychobiologischen Depressionsforschung überhaupt sein könnten, kann erst beurteilt werden, wenn wir das Depressionsmodell eingehend dargestellt haben und typische Fälle zur Diskussion stellen, was das eigentliche Ziel der vorliegenden Monographie ist. Diese vorläufigen kritischen Bemerkungen sind jedoch nur als ein Einstieg in die Thematik des Textes angeführt.

Nach der Auffassung von Reeve und Addario-Berry (2008) erfasst die statistische Kategorisierung von psychiatrischen Krankheitsbildern, so wie sie im DSM-IV vorgenommen wird, weder deren komplexe Entstehungsbedingungen noch die Individualität der Krankheitsbilder. Was die Depression betrifft, so soll nun versucht werden, diese Herausforderung aufzunehmen und in der Diagnostik vor allem die Individualität der depressiven Grundstörungen anhand von zahlreichen Falldarstellungen aufzuzeigen und zur Diskussion zu stellen.

Die Konzeption der depressiven Grundstörung

Ein Mensch leidet dann unter einer depressiven Grundstörung, wenn er oder sie in einem gegebenen Zeitablauf unfähig ist, eine oder mehrere biologische Verhaltensmodalitäten wie Schlafen, Essen, Arbeiten etc. auszuführen und gleichzeitig der Drang besteht, eine oder mehrere Verhaltensmodalitäten über einen längeren Zeitraum ständig zu produzieren. Diese Verhaltensveränderungen kann der Patient zwar beschreiben und teilweise auch erklären, die subjektiven Erklärungsversuche sind jedoch meist nicht überzeugend, sodass es zu einem Verlust des Selbstverständnisses kommt. Der depressiven Grundstörung liegt eine psychobiologische Hyperintentionalität zugrunde. Die einzelne Verhaltensveränderung wird vom Patienten entweder akzeptiert oder verworfen (Abb. 1).

1. Psychobiologische Hyperintentionalität

2. Zeitweise persistierende Extrempositionen der Verhaltensmodalitäten
   - Unfähigkeit zur Ausführung einer oder mehrerer Verhaltensmodalitäten ("Nicht-Tun-Können")
   - Drang zur Ausführung einer oder mehrerer Verhaltensmodalitäten ("Tun-Müssen")

3. Bewusstes Erleben der Verhaltensveränderung
   - Fähigkeit zu deren Beschreibung
   - Fähigkeit zur Erklärung, die subjektiv meist nicht überzeugend ist, daher

4. Verlust des Selbstverständnisses

5. Die einzelne Extremposition des Verhaltens wird entweder
   - akzeptiert oder
   - verworfen

Abb. 1. Kriterien der depressiven Grundstörung

Diese Komponenten der depressiven Grundstörung, welche aus einer Handlungsstörung, einer kognitiven Störung sowie einer psychobiologischen Hyperintentionalität bestehen, müssen nun im Einzelnen beschrieben und erklärt werden. Beginnen wir zunächst mit dem Konzept der Verhaltensmodalitäten.

Das Konzept der Verhaltensmodalitäten

Um ein integriertes Verhalten zu erzeugen, muss ein lebendes System fähig sein, stabile Systemzustände herzustellen, Verhaltensmodalitäten genannt. Normalerweise sehen wir zwar das menschliche Verhalten nicht als modal an, die meisten Menschen haben jedoch die Erfahrung, dass ihr Bewusstsein eine Einheit bildet und dass sie zu einem bestimmten Zeitpunkt nur eine Verhaltensmodalität gut ausführen können (Kilmer et al, 1969). In systemtheoretischer Sprache ausgedrückt, kann daher stets eine dynamische Aktionsweise identifiziert werden, beispielsweise *das System schläft*. In Tab. 1 sind die wesentlichen Verhaltensmodalitäten aufgelistet. Dabei ist als Zeitkonstante der weibliche Menstruationszyklus festgelegt.

McCulloch (1966) hat nachgewiesen, dass die Fähigkeit des Gehirns, Verhaltensmodalitäten zu erzeugen, auf der integrativen Funktion der retikulären Formation des Hirnstammes beruht, da dieses System nach dem Prinzip der „redundancy of potential command" operiert. Redundancy of potential command bedeutet zunächst nichts anderes, als dass Neuronen oder Module, die über die meiste Information verfügen, auch die meiste Autorität haben. Zum besseren Verständnis dieses Prinzips brachte McCulloch (1965) das Beispiel einer Kriegsflotte, wo das Verhalten der gesamten Flotte vorübergehend von jenem Schiff bestimmt wird, das als erstes den Feind gesichtet hat. Dieses Prinzip operiert nach einer abduktiven Logik (Abduktion).

In technischer Sprache ist Abduktion die Auswahl eines passenden Programms aus einem Programmrepertoire, entsprechend einer Regel für die Analyse von Programmanforderungen. Diese Programme sind in dem Sinne allgemein gehalten, als sie alle für eine prinzipielle Verarbeitung der Umweltinformation geeignet sind. Gleichzeitig sind sie jedoch hoch spezialisiert für die Verarbeitung spezifischer Umweltinformationen. Wenn eine spezifische Umweltinformation auf das System einwirkt, kann es entscheiden oder auswählen, wel-

Tabelle 1. Normalverteilung von 23 menschlichen Verhaltensmodalitäten (Iberall und McCulloch, 1969)

	Zeitprozent
Schlafen	30%
Essen	5%
Trinken	1%
Stuhlgang/Wasserlassen	1%
Geschlechtsverkehr	3%
Arbeiten	25%
Zeiten, wo Sie nichts tun	3%
Sprechen	5%
Aufmerksamkeit	4%
Bewegungsfähigkeit (Gehen, Laufen, Spielen usw.)	4%
Zorn, Wut, Ärger	1%
Ausweichen verschiedenen Situationen, Personen, Dingen	1%
Ängstlichkeit	2%
Fröhlichkeit	2%
Lachen	1%
Aggressivität (Angriffslust, Streitsucht)	1%
Furcht	
Kämpfen um eine Sache	1%
Flüchten aus bestimmten Situationen	
Zwischenmenschliche Kontakte	8%
Empfinden von Neid	1%
Gier nach etwas Bestimmtem (z. B. Geld, Dinge, Menschen, Gesundheit)	1%
Gesamt	100%
	± 20% Verhaltenszeit

ches Programm diese Information betrifft bzw. welches Programm für die Verarbeitung dieser Information am besten geeignet ist. Das gesamte Repertoire dieser Programme ist heterarchisch (zirkulär) organisiert und operiert nach dem Prinzip der redundancy of potential command. McCulloch (1966) beschreibt die in der retikulären Formation des Hirnstamms ablaufenden Abduktionen wie folgt: *„It starts out with rules; from this you run away: that you eat etc. It starts* *out with these rules; it is presented with the fact and it makes a guess that that fact is a case under that rule. This is the diagnostic procedure, the abductive procedure."*

Wir haben die 23 menschlichen Verhaltensmodalitäten nach Iberall und McCulloch (1969) auf 35 Verhaltensmodalitäten erweitert und einen entsprechenden Fragebogen zur Depressionsdiagnostik entwickelt, *Salzburger Subjektive Verhaltensanalyse (SSV)* genannt. In Abb. 2 ist der SSV wiedergegeben. Der Fragebogen besteht aus 35 Fragen bezüglich möglicher Verhaltensveränderungen im Vergleich zum Normalzustand. Bei jeder Frage gibt es fünf Antwortmöglichkeiten, nämlich *unverändert, seltener oder öfter* bis zu den Extrempositionen *nie oder ständig.* Für die Diagnose einer Depression sind zwei Kriterien entscheidend. Erstens treten eine oder mehrere Extrempositionen

Proband:

Alter:

Geschlecht:

Verhaltensmodalitäten   Häufigkeitsverteilung   Erklärung

ja (1) / nein (0)

Nr.	Verhalten	zeitweise NIE	Seltener	Unver- ändert	Öfters	zeitweise STÄNDIG	1	0
1	Schlafen							
2	Erbrechen							
3	Aufmerksam + Konzentriert sein							
4	Gierig sein							
5	Schenken							
6	Essen							
7	Stuhldrang							
8	Sich bewegen							
9	Erstarren (sich nicht bewegen können)							
10	Angst haben							
11	Glücklich sein							
12	Sich auseinandersetzen mit Menschen, Situationen, Problemen							
13	Personen ausweichen							
14	Sich sexuell betätigen							
15	Sich geistig beschäftigen							
16	Trinken							
17	Harndrang							
18	Streiten							
19	Friedfertig sein							
20	Kämpferisch sein							
21	(alles) über sich ergehen lassen							
22	Neidig sein							
23	Gönnen							
24	Arbeiten							
25	Ruhen							
26	Reden							
27	Zuhören							
28	Sich freuen							
29	Sich ärgern							
30	Lachen							
31	Weinen							
32	Zwischenmenschliche Kontakte pflegen							
33	Sich zurückziehen							
34	Fröhlich sein							
35	Traurig sein							

Abb. 2. SSV der depressiven Grundstörung

auf; zweitens ist die subjektive Erklärung dafür nicht überzeugend, sodass es zu einem Verlust des Selbstverständnisses kommt.

Abb. 3 gibt das Ergebnis einer SSV einer Patientin wieder, deren Depression als Falldarstellung „Depression, Gier, Oniomanie und Hypersexualität" im empirischen Teil dieses Buches eingehend beschrieben und interpretiert wird. Aus dieser Abbildung ist klar zu ersehen, dass diese Patientin in ihrer mittelschweren depressiven Episode eine depressive Grundstörung hat, in welcher sich die Extrempositionen des „zeitweise nie" und des „zeitweise ständig" in etwa die Waage halten und trotz mehrerer Erklärungsversuche eine überzeugende Erklärung dieser massiven Verhaltensveränderungen fehlt, was den Verlust des Selbstverständnisses bedeutet. Bei der depressiven Grundstörung handelt es sich um hochindividuelle Ver-

Proband: Karin B.
Alter: 40 Jahre, weiblich

Verhaltensmodalitäten   Häufigkeitsverteilung   Erklärung

ja (1) / nein (0)

Nr.	Verhalten	zeitweise NIE	Seltener	Unverändert	Öfters	zeitweise STÄNDIG	1	0
1	Schlafen			x				
2	Erbrechen			x				
3	Aufmerksam + Konzentriert sein			x				
4	Gierig sein					x		0
5	Schenken			x				
6	Essen					x		0
7	Stuhldrang		x					
8	Sich bewegen	x						0
9	Erstarren (sich nicht bewegen können)			x				
10	Angst haben			x				
11	Glücklich sein	x					1	
12	Sich auseinandersetzen mit Menschen, Situationen, Problemen	x						0
13	Personen ausweichen			x				
14	Sich sexuell betätigen					x		0
15	Sich geistig beschäftigen				x			
16	Trinken	x						0
17	Harndrang			x				
18	Streiten		x					
19	Friedfertig sein			x				
20	Kämpferisch sein			x				
21	(Alles) über sich ergehen lassen					x		0
22	Neidig sein			x				
23	Gönnen			x				
24	Arbeiten		x					
25	Ruhen					x	1	
26	Reden	x						0
27	Zuhören			x				
28	Sich freuen			x				
29	Sich ärgern				x			
30	Lachen	x					1	
31	Weinen				x			
32	Zwischenmenschliche Kontakte pflegen		x					
33	Sich zurückziehen					x		0
34	Fröhlich sein		x					
35	Traurig sein					x		0

Abb. 3. SSV der depressiven Grundstörung (Fallbeispiel)

haltensstörungen, was wir anhand von 20 Einzelfalldarstellungen demonstrieren können.

Narzissmus und Hyperintentionalität

In der Studie „Das Prinzip des Narzissmus – Modell der polyontologischen Selbstreferenz" (Mitterauer 2003 a) habe ich zu zeigen versucht, dass man die Theorie subjektiver Systeme nach Günther mit dem Konzept des Narzissmus für den interdisziplinären Dialog fruchtbar machen kann. Was die depressive Grundstörung betrifft, so ist ganz entscheidend, dass die ungestörte zirkuläre Organisation lebender Systeme im Sinne eines konstruktiven Narzissmus in die Falle einer nicht machbaren Intentionalität gerät, sodass der depressive Mensch an seiner Hyperintentionalität zu zerbrechen droht. Darauf wird im Kapitel „Das Konzept des Narzissmus" ausführlich eingegangen, worauf bereits der Titel des Buches hinweist.

Nach Bibring (1953) haben zur Depression neigende Menschen besonders hohe Ziele. Hyperintentionalität besteht jedoch erst dann, wenn diese hohen Ziele nicht machbar sind (Mitterauer, 2007 a). Was sind nun die möglichen Entstehungsbedingungen der Hyperintentionalität?

a) Psychologische Entstehungsbedingungen

Die Erziehung des Kindes ist auf hohe Ziele ausgerichtet, die zumindest teilweise nicht realisierbar sind. Diese Nichtrealisierbarkeit kann im Falle einer mangelhaften Begabung zur permanenten Überforderung führen, aber auch durch eine unpassende Lebens- und Umweltsituation bedingt sein. Es können aber beide Entstehungsbedingungen für die Hyperintentionalität verantwortlich sein.

b) Soziologische Entstehungsbedingungen

Wenn beispielsweise in einer Gesellschaft Reichtum das höchste Ideal ist und jeder reich werden will, dann müssen rein aus ökonomischen Überlegungen viele Menschen auf der Strecke bleiben, was derzeit in China der Fall ist. Depressionen und Selbstmorde sind in dieser gesellschaftlichen Konstellation geradezu programmiert. Aber auch in den westlichen Gesellschaften hat man den Eindruck, dass viele Menschen zu viel wollen, was sich depressivogen auswirken kann.

c) Psychobiologische Entstehungsbedingungen

Hier geht es um den Einfluss der Eltern noch vor der Geburt des Kindes. Zunächst kann bei der Programmierung intentionaler Programme des Kindes ein so genanntes Imprinting eine Rolle spielen. Darunter versteht man den genetischen Einfluss beider Eltern auf das Genom unmittelbar nach der Zeugung. Derartige epigenetische Mechanismen sind zwar noch nicht ausreichend erforscht, dürften aber bei der frühen psychobiologischen Prägung des Embryos von besonderer Bedeutung sein. Ganz entscheidend ist jedoch der Einfluss der Mutter auf das Kind im pränatalen Zeitraum (Mitterauer und Pritz, 1981). Nicht selten haben Mütter während der Schwangerschaft bereits sehr hohe Erwartungen an das Kind, welche ihnen als zu hohe Ansprüche gar nicht bewusst sind. Die Eltern wundern sich dann, warum sie es in späteren Jahren mit einem Kind zu tun haben, das geradezu vom „Ehrgeiz zerfressen" ist, obwohl scheinbar an das Kind keine überzogenen Erwartungen gestellt werden.

d) Rein biologische Entstehungsbedingungen

Neuere Ergebnisse der Hirnforschung legen nahe, dass die Informationsübertragung nicht nur von der Präsynapse auf die Postsynapse erfolgt, sondern dass ein drittes Zellelement, nämlich die Astrozyten (Gliazellen) sogar eine aktive und modulierende Funktion auf die Informationsübertragung ausüben. Man spricht daher von tripartiten Synapsen. Aus kybernetischer Perspektive kann man eine tripartite Synapse als einen elementaren Verhaltenszyklus beschreiben (Mitterauer, 2004a). Hier handelt es sich um einen interdisziplinären Ansatz, der für eine Interpretation der Genese der Depression hilfreich sein kann.

Ein lebendes System wie der Mensch ist mit intentionalen Programmen (biologische Bedürfnisse, Sehnsüchte, Wünsche etc.) ausgestattet, die zur Verwirklichung in einer passenden Umwelt drängen (Iberall und McCulloch 1969). Ein elementarer Verhaltenszyklus charakterisiert daher die intentionale Beziehung eines lebenden Systems zu seiner Umwelt (Abb. 4).

Zunächst aktualisiert eine Umweltinformation ein bestimmtes intentionales Programm. Kann ein lebendes System passende Objekte zur Verwirklichung eines spezifischen intentionalen Programms in der Umwelt finden, dann schließt sich der Kreis, vergleichbar einer

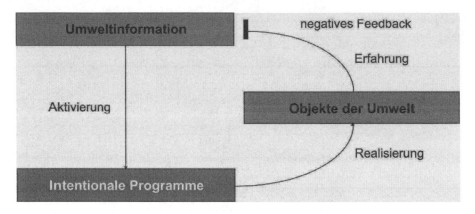

Abb. 4. Elementarer Verhaltenszyklus (siehe Text)

Erfahrung, die auf einem negativen Feedback-Mechanismus beruht. Dieser schwächt das anfänglich positive Signal zunehmend ab, sodass es schließlich zur Unterbrechung der Informationsübertragung kommt.

Abb. 5 zeigt eine schematische Darstellung einer tripartiten Synapse, deren Funktion als elementarer Verhaltenszyklus interpretiert

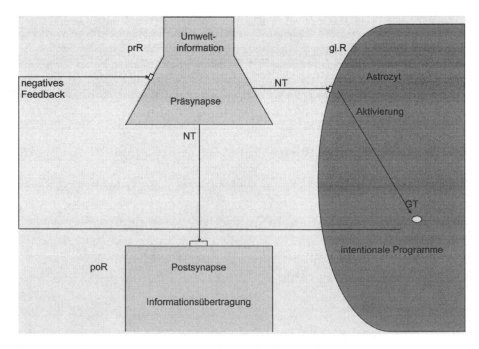

Abb. 5. Modell einer tripartiten Synapse (siehe Text)

werden kann. Angeregt durch Umweltinformationen aus den Wahrnehmungssystemen werden Neurotransmitter (NT) der Präsynapse
zur Besetzung der postsynaptischen Rezeptoren (poR) freigesetzt.
Gleichzeitig werden gliale Rezeptoren (glR) durch Neurotransmitter
besetzt, was zur Aktivierung der intentionalen Programme im Astrozyten führt. Diese intentionalen Programme werden durch Gliotransmitter (GT) verkörpert und zur Besetzung der präsynaptischen
Rezeptoren (prR) freigesetzt. Auf diese Weise können die intentionalen Programme realisiert werden und strukturierend in die synaptische Informationsübertragung eingreifen, indem sie einen negativen Feedback-Mechanismus bewirken, was einer „Realisierung der
intentionalen Programme" gleichkommt.

Legt man dieses Modell einer tripartiten Synapse zugrunde, so
können folgende Störungen der Informationsübertragung für die zur
Depression führende Hyperintentionalität und die damit einhergehende Verhaltensveränderung verantwortlich sein:

Abb. 6 zeigt das Modell einer tripartiten Synapse, deren veränder-
ter Mechanismus der Informationsübertragung die Depression auf

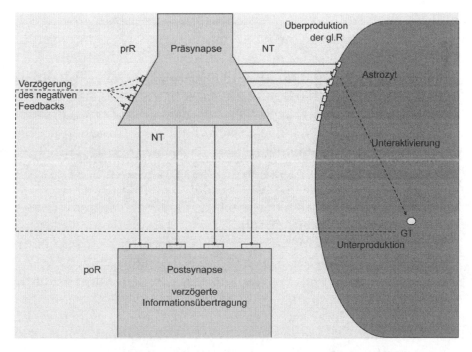

Abb. 6. „Hyperintentionale" tripartite Synapse, deren Informationsverzögerung für die Depression verantwortlich sein könnte

der Verhaltensebene wesentlich verursachen könnte. Hier zeigt sich zunächst die Hyperintentionalität in einer Überproduktion glialer Rezeptoren (glR), sodass ein relativer Mangel an Neurotransmittern (NT) aus der Präsynapse vorhanden ist. Auf diese Weise ist die Produktion von Gliotransmittern (GT) im Astrozyten verzögert, sodass sich auch die Wirkung des negativen Feedback-Mechanismus durch die Gliotransmitter an den präsynaptischen Rezeptoren (prR) protrahiert. Mit anderen Worten: die Informationsübertragung in hyperintentionalen tripartiten Synapsen ist deutlich verlangsamt. Betrachtet man diese verzögerte und mangelhafte synaptische Informationsübertragung, so lassen sich damit typische Symptome der Depression wie Insuffizienzgefühle und Biorhythmusstörungen erklären.

Wie aber könnte die Verschiebung der Verhaltenspalette im Gehirn zustande kommen? Prinzipiell ist davon auszugehen, dass die integrativen Systeme im Hirnstamm ihre auf einer abduktiven Logik basierenden Entscheidungen rasch durchführen müssen, damit die Selbstsicherung des Gesamtsystems Mensch nicht durch Entscheidungsverzögerungen in Gefahr gerät. In der Depression tritt jedoch eine Entscheidungsverzögerung auf. Was den möglichen Entstehungsmechanismus dieser Entscheidungsverzögerung betrifft, so haben wir (P. Zinterhof) eine Computersimulation durchgeführt, deren Ergebnisse nun zusammenfassend dargestellt werden.

In unserem Standardmodell der Umsetzung des Prinzips der redundancy of potential command arbeiten sämtliche Teilsysteme (Neuronen, Synapsen, Rezeptoren) im Gleichtakt. Dadurch soll gewährleistet werden, dass eingehende synaptische Informationen aus den Wahrnehmungssystemen durch das Netzwerk im Hirnstamm korrekt verarbeitet werden. Abb. 7 stellt einige Schritte der Simulation dar, bei der insgesamt fünf Verhaltensmodalitäten durch das System ausgewählt werden (die bunten Felder repräsentieren die Aktivierung einer Verhaltensmodalität für den jeweiligen Zeitschritt).

Kommt es nun zu einer zeitlichen Verzögerung der Informationsverarbeitung – entsprechend dem vorgeschlagenen Modell einer depressivogenen tripartiten Synapse (Abb. 6) – in den Wahrnehmungssystemen, so wird das Prinzip der redundancy of potential command (Korrektheit der Verarbeitung) zwar nicht verletzt, jedoch modifiziert. Das Update des neuronalen Netzes im Hirnstamm erfolgt dabei mit höherer Frequenz als jenes in den Synapsen der Wahrnehmungssysteme. Je nach Dauer der Zwischenphasen, in denen die Synapsen

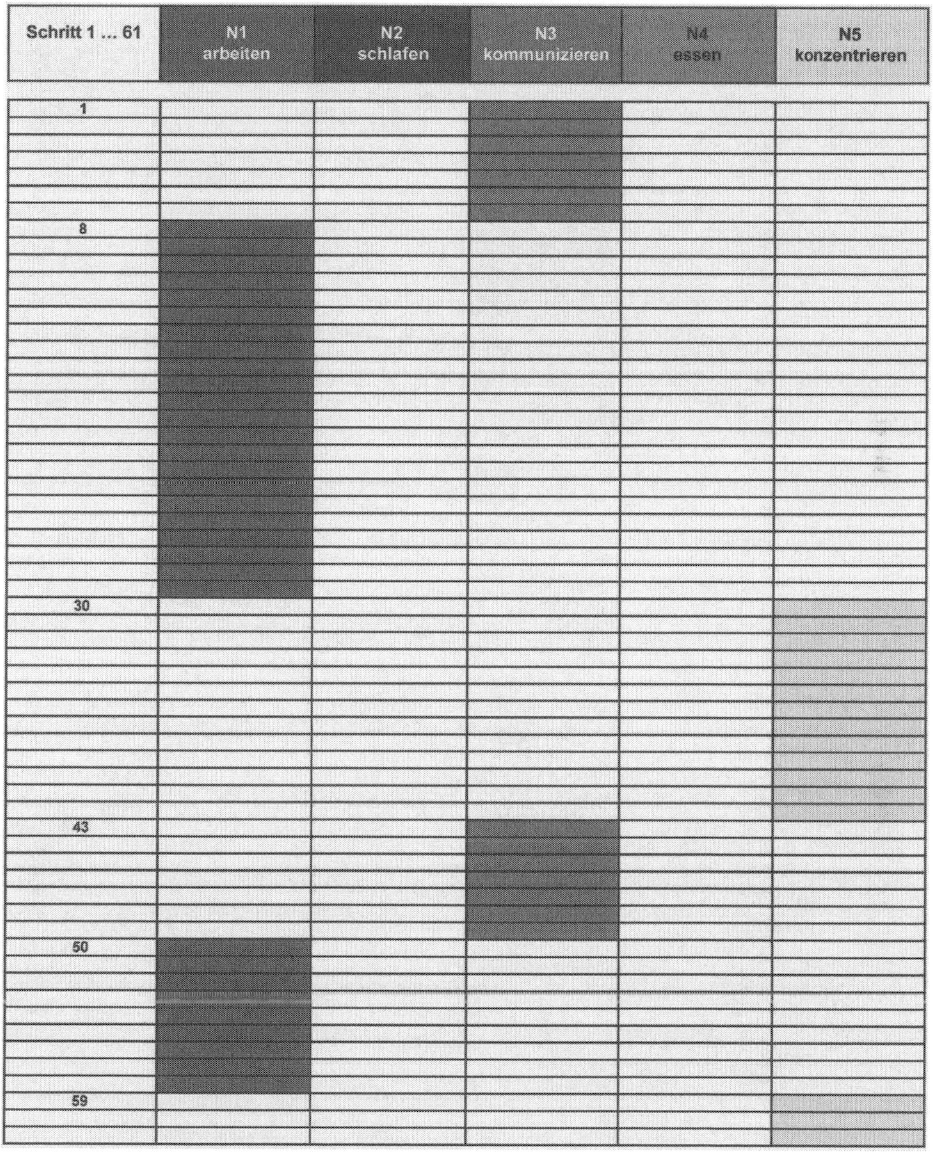

Schritt 1 ... 61	N1 arbeiten	N2 schlafen	N3 kommunizieren	N4 essen	N5 konzentrieren
1					
8					
30					
43					
50					
59					

Abb. 7. Simulation der Erzeugung von 5 Verhaltensmodalitäten im Hirnstamm bei ungestörter synaptischer Informationsübertragung (Zinterhof 2007, siehe Text)

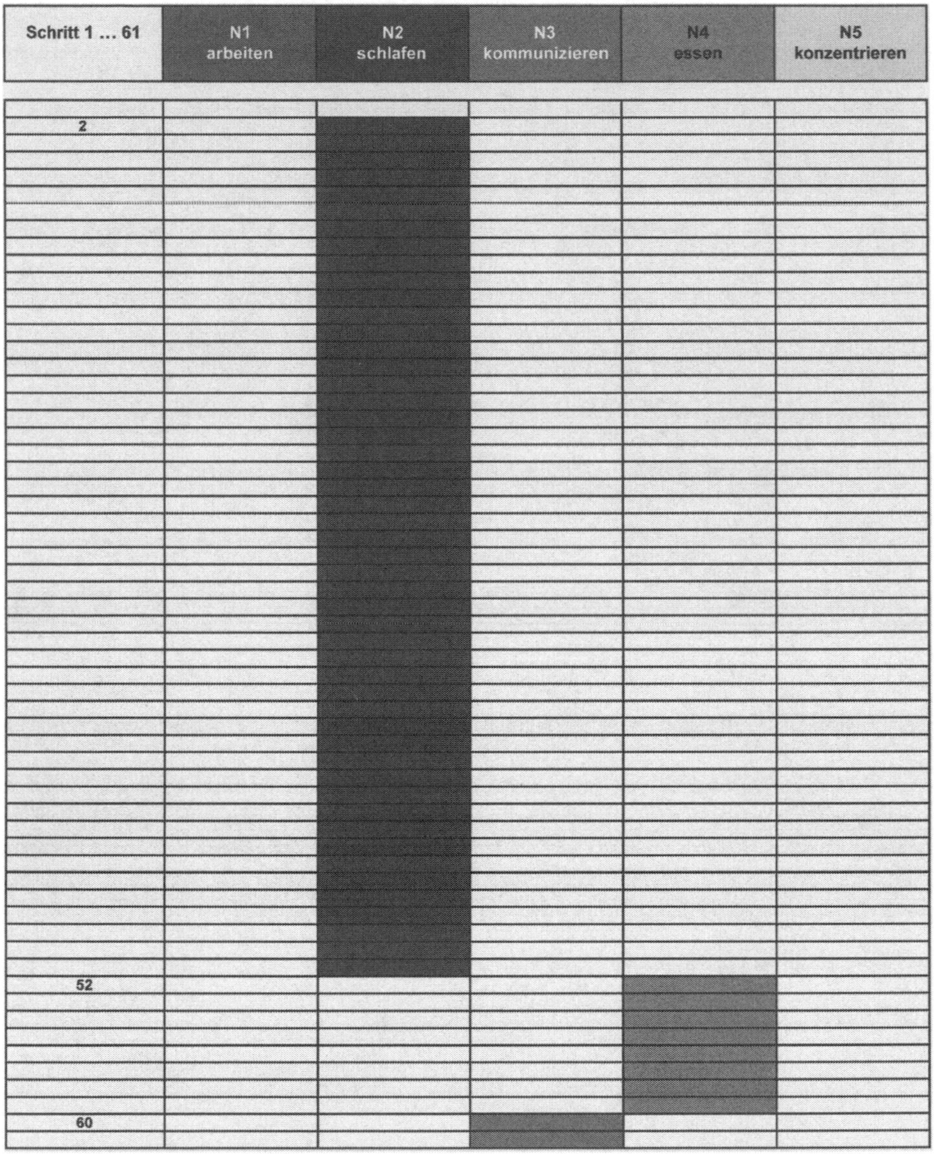

Schritt 1 ... 61	N1 arbeiten	N2 schlafen	N3 kommunizieren	N4 essen	N5 konzentrieren

Abb. 8. Simulation der eingeschränkten Erzeugung von Verhaltensmodalitäten bei leicht verzögerter synaptischer Informationsübertragung (Zinterhof 2007, siehe Text)

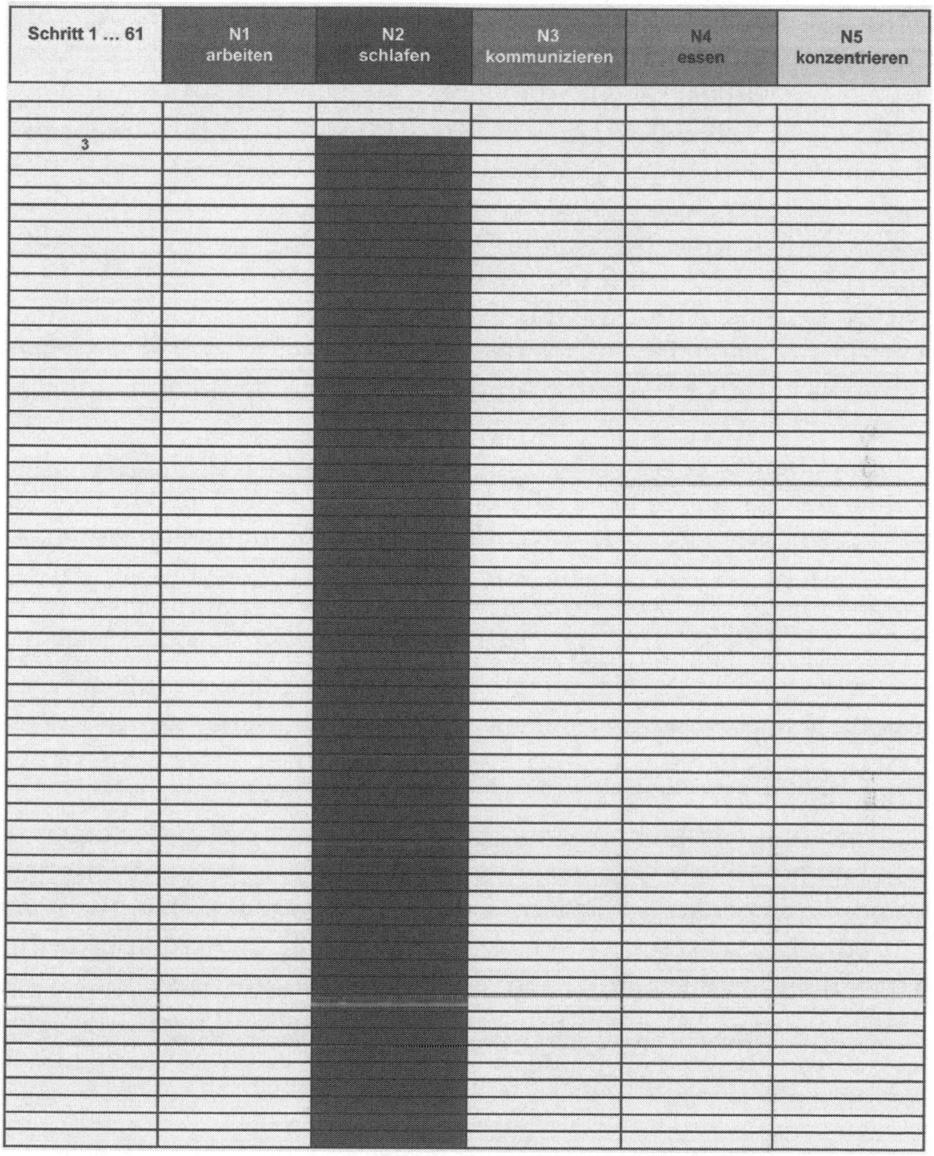

Schritt 1 ... 61	N1 arbeiten	N2 schlafen	N3 kommunizieren	N4 essen	N5 konzentrieren
3					

Abb. 9. Simulation der eingeschränkten Erzeugung von Verhaltensmodalitäten (nur eine Modalität) bei stark verzögerter synaptischer Informationsübertragung (Zinterhof 2007, siehe Text)

keine Information weiterleiten, resultiert daraus auch eine Änderung des Gesamtsystems.

Abb. 8 stellt das Systemverhalten bei einem Verhältnis 1 zu 2 von neuronalen Updates in den Netzwerken des Hirnstamms zu den synaptischen Updates der Wahrnehmungssysteme dar. Gegenüber Abb. 7 fällt hier die längere Verweildauer und geringere Wechselhäufigkeit in den einzelnen Phasen auf. In Abb. 9 wird die Verzögerung der synaptischen Informationsverarbeitung noch erhöht. Das Gesamtsystem braucht nun länger (drei Zeittakte), um überhaupt eine der fünf Modalitäten zu schalten, und wechselt für den gesamten Simulationszeitraum von 61 Schritten kein einziges Mal in eine weitere Modalität.

Abhängig vom Ausprägungsgrad der synaptischen Hyperintentionalität (Überschuss an glialen Rezeptoren) und den befallenen Hirnregionen zeigt sich eine entsprechende Phänomenologie der Depression. Sind beispielsweise bestimmte Gebiete des Stirnhirns (präfrontaler Cortex) besonders betroffen, dann sind die kognitiven Leistungen (Denken, Konzentration, etc.) erheblich beeinträchtigt. Dasselbe gilt in Hirnregionen, welche für die Emotionalität verantwortlich sind. Vor allem aber kann das synaptische Modell die typische Entscheidungsschwäche (Ambivalenz) depressiver Menschen erklären.

Was die Verschiebung der Verhaltenspalette psychobiologischer Modalitäten betrifft, so resultiert das für die Depression anscheinend typische Kernsymptom des „Nichtkönnens" eigentlich aus dem drangartigen Festhalten an einer Verhaltensmodalität im Sinne eines nicht realitätsbezogenen ständigen „Tunmüssens", sodass die rasche umweltbezogene Entscheidungsfähigkeit und die Handlungsökonomie beeinträchtigt sind oder gar – zumindest vorübergehend – verloren gehen.

Verlust des Selbstverständnisses

Wir sind davon ausgegangen, dass die narzisstische Hyperintentionalität an der Nichtmachbarkeit ihrer intentionalen Programme scheitert. Dabei ist die Hyperintentionalität janusgesichtig: Einerseits können die intentionalen Programme nicht gut genug sein, was einer Selbstüberschätzung gleichkommt, andererseits können perfekte intentionale Programme auf eine unpassende Umwelt treffen. In beiden Fällen bedeutet Hyperintentionalität Nichtmachbarkeit der intentionalen Programme.

Solch ein Mensch befindet sich daher in einem Dauerstress. Ausgelöst durch diese Stressbelastung kann es zu den beschriebenen hyperintentionalen Veränderungen in den Synapsen des Gehirns kommen, womit gleichzeitig eine belastende Störung der üblichen psychobiologischen Verhaltensmodalitäten einhergeht. Diese Dynamik führt zum Verlust des Selbstverständnisses und schließlich zur Depression.

Der Verlust des Selbstverständnisses verstärkt die Hyperintentionalität auf negative Weise, da der (die) Depressive keine Bewältigungsstrategien zur „Reduktion" seiner hyperintentionalen Programme zur Verfügung hat, sondern ihnen ambivalent gleichsam ausgeliefert ist. Dabei sind ihm (ihr) das Ausmaß und die eigentliche Rolle der hyperintentionalen Programme gar nicht ausreichend bewusst. Auf diese Weise befindet sich der (die) Depressive in einem Teufelskreis, dargestellt als biokybernetischer Zyklus der Depression (Abb. 10). Dass der Verlust des Selbstverständnisses neben der Verschiebung der Verhaltensmodalitäten bei der Depression eine wesentliche Rolle spielt, können wir im empirischen Teil des Buches nachweisen.

Diese hirnbiologisch fundierte Beschreibung der depressiven Grundstörung muss nun auch psycho-logisch eingehender beleuchtet werden, wobei das Konzept des Narzissmus eine tragende Rolle spielt. Dabei sind kommunikationspathologische Mechanismen der

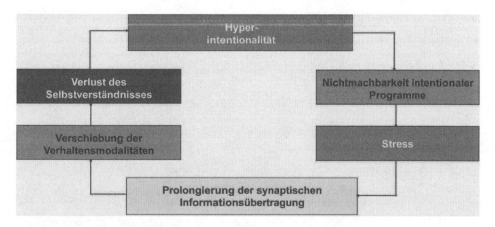

Abb. 10. Biokybernetischer Zyklus der Depression (siehe Text)

Depression von besonderer Bedeutung, was zunächst formal beschrieben und sodann anhand des Mythos von Narziss und Echo interpretiert werden wird.

Die Dialektik zwischen Akzeptanz und Verwerfung

In der klassischen Logik denkt man im Wesentlichen zweiwertig. Hier gibt es zahlreiche Gegensatzpaare wie wahr-falsch; positiv-negativ; Objekt-Subjekt; gut-böse; Sein-Nichts etc. In der Dialektik spricht man von These und Antithese und einer vermittelnden Synthese. Günther (1962) hat in die Dialektik ein neues Gegensatzpaar, nämlich Akzeptanz und Verwerfung, eingeführt, welches aus seiner Theorie der Subjektivität resultiert. Da diese Dialektik für das Verständnis depressiven Verhaltens von grundlegender Bedeutung ist, muss zunächst der logische Formalismus beschrieben und sodann auf der Verhaltensebene erklärt werden.

Wenn man in einem zweiwertigen logischen Kalkül für eine beliebige Anzahl von Subjekten entsprechende weitere Werte einführt, so erlaubt die größere Beweglichkeit, die wir damit gewinnen, die Einführung einer neuen und weiterreichenden Zweiwertigkeit, nämlich der von Akzeptanz und Verwerfung.

In Tab. 2 ist links vom Doppelstrich das Werteangebot festgehalten. Dann folgen die Akzeptanzfunktionen. Das heißt, einer der angebotenen Werte wird jeweils akzeptiert. Bei den Verwerfungsfunktionen wird die gesamte Alternative der angebotenen Werte ver-

Tabelle 2. Formalismus der Dialektik von Akzeptanz und Verwerfung (Günther, 1974)

Werteangebot		Akzeptanzfunktion	Verwerfungsfunktion	
p	q	n-wertig	3-wertig	4-wertig
1	2	1 oder 2	3	3 oder 4
2	3	2 oder 3	1	1 oder 4
3	1	3 oder 1	2	2 oder 4
3	4	3 oder 4	–	1 oder 2

worfen. Ich habe die Verwerfung dahingehend interpretiert, dass ein Subjekt eine Intention hat, welche in der Umwelt nicht realisierbar ist, weil die Werte der Intention gar nicht vorhanden sind. Die in der Umwelt vorhandenen Werte müssen daher verworfen werden.

Tab. 3 zeigt eine einfache technische Anwendung von Akzeptanz und Verwerfung in der Robotik. Ein Roboter versucht, sein intentionales Programm zu realisieren, designiert als intentionale Werte (iW) [1, 3, 2, 4]. Die Exploration der Umwelt erfolgt in 4 Schritten (Schritt 1 ... 4). Der Roboter findet in der Umwelt 2 Objekte, designiert durch die Werte 1, 2 (oW). Im ersten Schritt kann das entdeckte Objekt oW (1) akzeptiert werden, da es dem intendierten Wert (1) entspricht. Im zweiten Schritt verwirft der intendierte Wert (3) beide Objekte, also die gesamte Wertalternative. Im dritten Schritt kann der Roboter das seinem intendierten Wert entsprechende Objekt akzeptieren. Im vierten Schritt seiner Umweltexploration verwirft er wiederum beide Objekte, da keines seinem intendierten Wert (4) entspricht. Wenn ein Roboter ein derartiges Verwerfungsverhalten zeigt, indem er nicht intendierte Objekte „ignoriert" und sich weiter bewegt, so ist dies ein Verhalten, welches man auch bei höheren Lebewesen beobachtet. So gesehen ist der „Verwerfungswert ein Index der Subjektivität" (Günther 1974).

Da entsprechend unserem Hirnmodell alle therapeutischen Interventionen über die Ich-Du-Kommunikation erfolgen müssen, fallen die Entscheidungen auf der Grundlage von Akzeptanz und Verwerfung. Überträgt man Tab. 3 auf die Ich-Du-Kommunikation und

Tabelle 3. Beispiel eines intentionalen Programms (1, 3, 2, 4), welches die Objekte (1, 2) in der Umwelt entweder akzeptiert oder verwirft (Mitterauer, 2000b)

Schritte der Exploration der Umwelt	Objekte in der Umwelt		Intentionales Programm des Robots	
	Objekt-Werte (oW)		intentionale Werte (iW)	Ergebnisse
1. Schritt	1	1	1 ⟶	Akzeptanz oW (1, 1)
2. Schritt	1	2	3 ⟶	Verwergung oW (1, 2)
3. Schritt	2	1	2 ⟶	Akzeptanz oW (1)
4. Schritt	2	2	4 ⟶	Verwerfung oW (2, 2)

führt für beide Subjekte zunächst nur intentionale Werte ein, so ergibt sich folgendes gemeinsames Entscheidungsprogramm (Tab. 4).

Tabelle 4. Gemeinsame intentionale Programmierung von Ich und Du, abhängig von deren Machbarkeit in der Umwelt

| Objekte der Umwelt | | Ich | Du | gemeinsames |
O_1	O_2	intentionale	Programme	intentionales Programm
1. Schritt: 1	1	1	1	1 (A)
2. Schritt: 1	2	3	2	– (V/A)
3. Schritt: 2	1	2	2	2 (A)
4. Schritt: 2	2	4	3	4 + 3 (V)

Festzuhalten ist, dass sich die intentionalen Werte von Ich (1, 3, 2, 4) und Du (1, 2, 2, 3) unterscheiden. Auf die Objekte in der Umwelt bezogen errechnet sich dann folgendes gemeinsames intentionales Programm: Beide Subjekte akzeptieren (A) im ersten Schritt die Objekte der Umwelt. Im zweiten Schritt kommt es jedoch zu einem Dissens, da das Ich (3) die Wertalternative (1, 2) verwirft (V), das Du hingegen ein Objekt (2) der Umwelt akzeptiert (A). Im dritten Schritt wird wieder ein Objekt (2) vom Ich und Du akzeptiert. Schließlich verwerfen beide Subjekte (4, 3) die Objekte der Umwelt. Dieses Beispiel zeigt, dass die Kommunikationspartner im zweiten Schritt des Entscheidungsprozesses nicht gemeinsam vorgehen können, wenn sie an ihren intentionalen Programmen festhalten und sich die Umwelt nicht verändert.

Um ein gemeinsames intentionales Programm erarbeiten zu können, ist es entscheidend, dass beide Partner fähig sind oder (fähig) werden, das – zumindest zu einem bestimmten Zeitpunkt – gemeinsam Nichtmachbare zu verwerfen. Das sind die wesentlichen Prinzipien der Dialektik zwischen Akzeptanz und Verwerfung.

Epigenetik und pränatale Prägung der Handlungsstile von Akzeptanz und Verwerfung

Es kann kein Zweifel bestehen, dass die elementaren menschlichen Fähigkeiten anlagemäßig determiniert sind. Man denke beispielsweise an eine hohe mathematische Begabung oder ein absolutes Gehör. Es spielt aber auch eine epigenetische Prägung eine Rolle, welche unmittelbar nach der Zeugung zum Tragen kommt und Imprinting genannt wird (Allis et al, 2007). Dabei geht es im Wesentlichen darum, dass eine epigenetische Modifikation des Genoms stattfindet, indem eine mütterliche Genkopie von einer väterlichen unterschieden wird. Obwohl nur die weibliche Komponente anatomisch für die Reproduktion eines Embryo ausgestattet ist, benötigt sie für das fötale Wachstum Gene, die vom väterlichen Chromosom exprimiert werden. Beide elterlichen Genome sind daher für die Reproduktion des Menschen erforderlich. Beispielsweise ist ein „imprinted gene" aktiv an einem mütterlich vererbten Chromosom und inaktiv (silenced) am väterlichen Chromosom aller männlichen und weiblichen Nachkommen.

Es gibt verschiedene Hypothesen, warum die väterliche Komponente für die Erzeugung von Nachkommen unentbehrlich ist. Vor allem ist das epigenetische „silencing system", das durch die väterliche Komponente zum Tragen kommt, von entscheidender Bedeutung. Rein biologisch gesehen könnte dieser Mechanismus für die Regulierung des embryonalen und neonatalen Wachstums wesentlich verantwortlich sein (Li und Bird, 2007).

Abgesehen von den rein biologischen Funktionen des epigenetischen Imprintings stellt sich die Frage, ob dieser Mechanismus auch das Verhalten subjektiver Systeme, vor allem uns Menschen, prägt. Die zwischenmenschliche Kommunikation bzw. unsere Entscheidungsprozesse erfolgen – wie bereits ausgeführt – nach der Dialektik der Handlungsstile von Akzeptanz und Verwerfung. Könnte es sein, dass gerade die Fähigkeit eines Menschen zur Verwerfung epigenetisch geprägt ist? Geht man zunächst vom Zeugungsvorgang aus, so nimmt die Eizelle die Samenzelle auf, was Akzeptanz bedeutet. Die epigenetische Funktion der Stilllegung oder gar Auslöschung der Exprimierung von Genen kommt hingegen einer Verwerfung gleich. Diese letztere Funktion wiederum wird der väterlichen Epigenetik zugeordnet.

Setzt man diese Überlegungen fort, dann verfügt jeder Mensch über die Handlungsstile der Akzeptanz und Verwerfung. Die Erfahrung lehrt jedoch, dass deren Verteilung oft sehr einseitig ist, wobei es reine Akzeptanz-Typen gibt und andere Menschen wiederum, die zur raschen Verwerfung neigen. Hier könnte vor allem auch eine pränatale intrauterine Prägung durch die Mutter eine Rolle spielen (Mitterauer und Pritz, 1981).

Nach einer kurzen Darstellung des Konzeptes des Narzissmus möchte ich anhand des Mythos von Narziss und Echo zu zeigen versuchen, dass man das Verhalten von Narziss der Verwerfung und jenes von Echo der Akzeptanz zuordnen kann. Beide nehmen Extrempositionen ein, woraus eine Kommunikationspathologie entsteht, die in der Depression eine tragende Rolle spielen dürfte.

Das Konzept des Narzissmus

Das von Freud angeführte Konzept des Narzissmus erlebte etwa ab den Sechzigerjahren des vergangenen Jahrhunderts eine Renaissance. Dieser psychoanalytische Ansatz wurde weiter entwickelt und vor allem von Kohut (1971) und Kernberg (1975) für die Psychotherapie fruchtbar gemacht. Wir (Pritz und Mitterauer 1977; 1980) haben in Grundlagenstudien zeigen können, dass, wenn man Narzissmus ganz allgemein als Selbstbezogenheit (Selbstreferenz) beschreibt, es sich um ein grundlegendes Prinzip lebender Systeme handelt und – so gesehen – keine Störung darstellt. In der Kybernetik spielt das Konzept der Selbstreferenz für die formale Beschreibung (Varela, 1975) und Interpretation lebender Systeme (von Förster 1993; Maturana 1970; Günther 1967) eine tragende Rolle.

Nach Maturana lässt sich Selbstreferenz so charakterisieren:

„Aufgrund seiner zirkulären Organisation hat ein lebendes System eine selbstbezogene Domäne der Interaktion – es ist also ein Self-refering-System. Seine Bedingung, eine Einheit der Interaktionen darzustellen, ist deshalb aufrecht erhalten, weil seine Organisation nur dadurch funktionale Bedeutung hat, dass sie auf die Aufrechterhaltung seiner Zirkularität ausgerichtet ist und auf diese Weise seine Domäne der Interaktion definiert" (Maturana 1970; unsere Übersetzung). Hier handelt es sich um eine systemtheoretische Beschreibung der Selbstreferenz, die man aus psychologischer Sicht den lebensnotwendigen und ungestörten Narzissmus nennen kann.

Es soll nicht unerwähnt bleiben, dass unser Forschungsergebnis aus den Siebzigerjahren mittlerweile in der Psychiatrie, allerdings unzitiert, berücksichtigt wird. So wurde in den gängigen Diagnoseschemata bei narzisstischen Störungen auch die Selbstbezogenheit als diagnostisches Kriterium eingeführt. Im Jahre 2003 habe ich diesen Ansatz weiter entwickelt und versucht, das „Prinzip des Narzissmus als Modell der polyontologischen Selbstreferenz" darzustellen (Mitterauer 2003a). Dabei geht es auch um eine neue Hirntheorie, auf deren Grundlage man Erklärungsmodelle für die so genannten endogenen Psychosen (Depression, Manie, Wahn) entwickeln kann.

Mittlerweile glaube ich aber erkannt zu haben, dass sich das lebenserhaltende und grundlegende Prinzip des Narzissmus eigentlich nicht vom Mythos von Narziss und Echo folgern lässt. Der Mythos schildert eine schwere zwischenmenschliche Störung im Sinne einer Kommunikationsunfähigkeit. Das einzige konstruktive Moment ist eigentlich nur, dass Narziss als Blume und Echo in steinernen Höhlen weiter bestehen. Man kann hier von einer Permanenz der gewandelten Existenzen sprechen, die allerdings von beiden nicht gewollt war.

Diese begrifflichen Überlegungen erlauben es schließlich, einen konstruktiven und einen destruktiven Narzissmus zu unterscheiden (Mitterauer, 2006b). Ich werde nun zu zeigen versuchen, dass sowohl der destruktive Narziss (Ich-Aspekt), als auch eine unfähige Echo (Du-Aspekt) sich nicht berührend begegnen können, sodass sie in die Depression geraten und schließlich dem einsamen Tod verfallen. Aber hören wir zunächst auf den Mythos.

Der Mythos von Narziss und Echo

Ovid (1983) hat in seinen Metamorphosen diesen Mythos in Worte gefasst und in wunderbarer Sprache beschrieben. Ich will nun versuchen, den Mythos in den wesentlichen Punkten darzustellen.

Narziss ist ein schöner, körperlich vollkommener junger Mann, „begehrt von Jünglingen und Mädchen", der jagend durch die Wälder streift. Als die Nymphe Echo Narziss erblickt, verliebt sie sich sofort in ihn. Juno, die Gattin des Jupiter, hat sie jedoch verdammt, niemals von sich aus jemanden ansprechen zu können, sondern nur die Worte des Gehörten wiederholen zu müssen. Dieser Fluch kam auch in der Begegnung mit Narziss schicksalshaft zum Tragen.

Echo „tritt heraus aus dem Walde, eilt, um den Hals, den ersehnten, die Arme zu schlingen. Doch jener flieht und ruft im Fliehen: Nimm weg von mir deine Hände! Eher möchte ich sterben, als dass ich würde dein Eigen! Die Nymphe zieht sich im Schmerz des Verschmähtseins in die Wälder zurück. Schließlich sind nur noch Stimme und Knochen übrig. Die Stimme blieb, die Knochen sind, so erzählt man, zu Steinen geworden. Seitdem hält sie im Wald sich versteckt. ... Was in ihr noch lebt, ist der Klang nur.

Narziss kommt an eine Quelle, aus der er trinken will. Dabei sieht er sein Spiegelbild, in das er sich sofort verliebt, jedoch als sein Spiegelbild zunächst nicht erkennt. In Liebe entflammt, möchte er den wunderschönen Jüngling, den er im Wasser sieht, berühren und liebkosen. Doch immer, wenn er ins Wasser greift, verzerrt sich das Bild des Geliebten. Nach wiederkehrenden schmerzlichen Versuchen, den Jüngling in der Quelle zu begreifen, erkennt Narziss schließlich: Der da bin ich! Ich erkenne! Mein eigenes Bild ist's! In Liebe brenn ich zu mir, errege und leide die Flammen! Was tu ich? Lass ihn mich bitten? Was sollte ich dann auch erbitten? Was ich begehre, ist an mir! Es lässt die Fülle mich darben. Könnte ich scheiden von meinem Leibe! Oh neuer Wunsch eines Liebenden: Wäre – so wollt ich – fern, was ich liebe! Und schon nimmt der Schmerz mir die Kräfte, es bleibt mir nicht lange Zeit mehr zu leben, ich schwinde dahin in der Blüte der Jahre. Schwer ist der Tod nicht mir, der mit ihm verliert seine Schmerzen: Er, den ich liebe, ich wollte, dass Er beständiger wäre. Jetzt, jetzt sterben vereint in einem Hauche wir beide!"

Nach der Darstellung von Ovid vergeht Narziss zunehmend in seinen Schmerzen. Nach einer anderen Version hat sich Narziss einen Dolch in die Brust gestoßen (von Ranke-Graves, 2005). Echo hat Narziss nicht vergeben, nur die Worte: „Wehe, wehe" und „oh Jüngling, Geliebter, lebe wohl", klangen dem Toten noch nach. Echo lebt in den Berghöhlen, Narziss als gleichnamige Blume weiter.

Narzisstische Verwerfung und echoische Akzeptanz

Das Verhalten von Narziss ist absolut von der Intention bestimmt, sich selbst zu berühren und damit sich ganz zu begreifen. Die Dinge der Umwelt (wunderbare Landschaft etc.) und vor allem die Begegnungsversuche von Echo werden radikal verworfen. Da die Intention (unmittelbare Sehnsucht) des Narziss nach der Selbstbegegnung nicht machbar ist, muss er an seiner Intention existentiell scheitern. Er geht daher an seiner Hyperintentionalität zugrunde, die auch für die depressive Grundstörung wesentlich verantwortlich sein dürfte.

Echo hingegen hat die Intention, Narziss in Liebe zu umarmen, ist aber unfähig, aktiv mit ihm Kontakt aufzunehmen, muss bruchstückhaft wiederholen, was Narziss aus seiner subjektiven Welt von sich gibt. Sie leidet sehr darunter, muss aber die Nichtmachbarkeit jedweder Kommunikation mit Narziss akzeptieren. Gleich dem Narziss hält Echo an der Nichtmachbarkeit ihrer Intention nach Begegnung beharrlich fest, bis sie daran zugrunde geht. So gesehen verhält sich auch Echo hyperintentional und verliert wie Narziss durch dieses Verhalten völlig das Selbstverständnis. Die beiden unterscheiden sich jedoch in ihren Handlungsstilen, sodass man von narzisstischer Verwerfung und echoischer Akzeptanz sprechen kann.

Geht man davon aus, dass der Mythos zu einem tieferen psychologischen Verständnis der depressiven Grundstörung herangezogen werden kann, dann ist bei depressiven Patienten eine grundlegende Unterscheidung möglich, wie sie mit ihrer Depression umgehen. Dominiert die Verwerfung, so handelt es sich um eine Verwerfungsdepression mit hoher Suizidgefahr, herrscht der Handlungsstil der Akzeptanz vor, dann kann von einer Akzeptanzdepression gesprochen werden. Diese Unterscheidung ist nicht nur für den Umgang mit depressiven Patienten, sondern vor allem auch für die Abschätzung der Suizidalität von besonderer Bedeutung, was wir an Fallbeispielen demonstrieren können.

Polyontologisches Erklärungsmodell der Depression

Die Theorie subjektiver Systeme nach Günther, auf welche sich meine „architektonische Psychopathologie" (Mitterauer, 2008b) gründet, stellt eigentlich eine polyontologische Wirklichkeit (Vielörtlichkeit) dar. Es handelt sich dabei um eine formale Beschreibung und Interpretation der Eigenständigkeit bzw. Individualität lebender Systeme, vor allem des Menschen. Günther (1967) hat fünf elementare ontologische Orte vorgeschlagen, welche ich als Standorte der Selbstbeobachtung des Menschen interpretiere.

In Abb. 11 sind die fünf Standorte der Selbstbeobachtung als geschlossenes (selbstreferenzielles) System dargestellt. Es handelt sich dabei um die objektive Selbstbeobachtung, die subjektive Selbstbeobachtung, Selbstbeobachtung in den Zeiten, Selbstbeobachtung als Selbstinstrumentalisation und Selbstbeobachtung als Akt der Selbstreferenz. Diesen fünf ontologischen Bereichen der Selbstbeobachtung können jeweils die apparative Fähigkeit, die Denkfähigkeit, die zeitlichen Fähigkeiten, die Handlungsfähigkeiten sowie die Fähigkeit der Grenzensetzung zugeordnet werden.

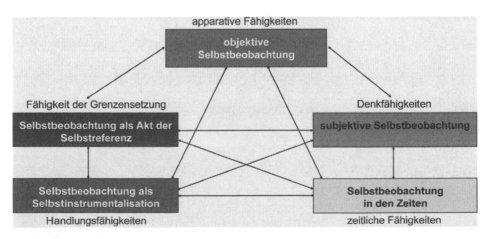

Abb. 11. Modell der polyontologischen Selbstbeobachtung

Ich möchte nun versuchen, von diesem polyontologischen (fünf örtlichen) Modell der Selbstbeobachtung Störungen abzuleiten, die für die psychobiologische Grundstörung der Depression im Wesentlichen verantwortlich sind. Da das polyontologische Modell der Selbstbeobachtung eine formale Darstellung menschlicher Selbstreferenz im Sinne eines ungestörten Narzissmus ist, liegt es nahe, sich auch vom Mythos belehren zu lassen, was typische zur Depression führende Störungen betrifft.

Depression und objektive Selbstbeobachtung

Die objektive Selbstbeobachtung umfasst alle Strukturen und Funktionen des menschlichen Organismus, insbesondere das zentrale Nervensystem (Gehirn und Rückenmark). Was das zentrale Nervensystem betrifft, so hängt die Beschreibung und Interpretation möglicher Störungen wesentlich davon ab, welches Hirnmodell man zugrunde legt. Ich habe im Laufe der letzten vier Dezennien ein Hirnmodell entwickelt, welches wesentlich auf den glia-neuronalen Interaktionen beruht (Mitterauer 1998; 2006a; 2007a; 2008b; Mitterauer und Kopp, 2003). Diese glia-neuronalen Interaktionen sind in den chemischen Synapsen des Gehirns experimentell nachgewiesen, man spricht von tripartiten Synapsen (Volterra et al 2002). Bei der biologischen Darstellung der depressiven Grundstörung wurde bereits zu zeigen versucht, dass dieses neue synaptische Modell kommunikativ konzipiert ist, indem es bei der Informationsverarbeitung die subjektive Komponente der Intentionalität apparativ berücksichtigt. Auf diese Weise können dann auch Veränderungen intentionaler Strukturen (astrozytäre Rezeptoren) beschrieben werden, was in der Depression Hyperintentionalität bedeutet.

Wirft man einen tieferen Blick in das Verhalten von Narziss am Teich, wo er sich in der Sehnsucht, sein Spiegelbild zu ergreifen, zunehmend verzehrt, so begegnen wir einem Urirrtum (griechisch: proton pseudos) mit existenzvernichtenden Folgen, die man Depression nennen kann. Der Urirrtum besteht darin, dass Narziss unbedingt etwas anstrebt, was nicht machbar ist, nämlich sich selbst im Spiegelbild anzugreifen, zu begreifen im wahrsten Sinne des Wortes. Man könnte auch von einer vergeblichen Autoerotik sprechen. Hier handelt es sich um eine Hyperintentionalität, die nicht nur psychologisch auf der Hand liegt, sondern sich auch als apparative Störung in tripartiten Synapsen des Gehirns darstellen lässt.

Depression und subjektive Selbstbeobachtung

Dieser Ort erfasst die Selbstreflexion im Sinne einer Denkfähigkeit. Wie bereits am synaptischen Modell beschrieben (Abb. 6), bewirkt die synaptische Hyperintentionalität – bedingt durch den Exzess von Rezeptoren an den Astrozyten – eine Verzögerung der Informationsübertragung. Auf diese Weise können die Entscheidungsprozesse im Hirnstamm nicht in Echtzeit erfolgen, sodass es zu einer signifikanten Verschiebung der Verhaltenspalette kommt. Ein Mensch leidet dann an einer Depression, wenn er oder sie in einem bestimmten Zeitraum unfähig ist, eine oder mehrere psychobiologische Verhaltensmodalitäten (Schlaf, Essen, Arbeiten etc.) zu produzieren und gleichzeitig gezwungen ist, eine oder mehrere Verhaltensmodalitäten ständig auszuführen. Hier handelt es sich sowohl um ein depressives Tunmüssen als auch um ein depressives Nichtkönnen. So kann man auch den Mythos verstehen.

Narziss ist unfähig, sich selbst zu begreifen, Echo hingegen muss zwangsartig und bruchstückhaft alles nachsprechen, was sie von Narziss hört. Dabei geht es nicht nur um die bekannte narzisstische Unfähigkeit, eine wirkliche zwischenmenschliche Beziehung herzustellen, sondern vor allem auch um den Verlust des Selbstverständnisses beider Personen, was die kognitive Grundstörung der Depression sein dürfte.

Interpretiert man das Verhalten der Nymphe Echo als Depressionsphänomen, so erhebt sich die Frage, ob nicht Echophänomene von Patienten, die man üblicherweise der katatonen Schizophrenie zuordnet, auch Depressionsphänomene sein könnten.

Depression als Selbstinstrumentalisation

Selbstinstrumentalisation bedeutet Handlungsfähigkeit durch Selbsterzeugung von Werkzeugen. Mit anderen Worten: Das Gehirn bzw. das Genom produziert Organe zur Verwirklichung seiner Programme in der inneren und äußeren Welt. Ist das Gehirn jedoch auf nicht machbare Programme fixiert, so wirkt sich diese Hyperintentionalität – wie bereits ausgeführt – biotechnisch beeinträchtigend auf die

Informationsübertragung in den Synapsen aus, sodass im Gehirn eine Stimmung entsteht, die alle programmatischen Ziele „niederdrückt", was man Depression nennen kann.

Der depressive Mensch ist auf seine hohen Ziele derart fixiert, sodass er sie nicht ändert, obwohl er laufend unter der bitteren Erfahrung deren Nichtmachbarkeit leidet. Narziss scheitert immer wieder, sein Ebenbild dem spiegelnden Wasser zu entreißen, denkt jedoch keinen Augenblick daran, sich dem Unfähigen zuzuwenden. Die Hyperintentionalität von Echo wiederum besteht darin, von einem unerreichbaren Geliebten nicht ablassen zu können.

Depression als Selbstbeobachtung in den Zeiten

Geht man von einer Zeittheorie aus, die die drei Zeiten der Ontogenese, Evolution und Permanenz berücksichtigt (Mitterauer 1989a, 2004b, 2008b), so ist zum Verständnis der Depression die Permanenz entscheidend. Permanenz ist Dauerhaftigkeit, vergleichbar einem ewigen Kreislauf. Während Ontogenese im Wesentlichen unsere festgelegte Lebenszeit bestimmt, bedeutet Evolution, etwas zu schaffen, was unsere Lebenszeit überdauert. Dabei liegt die – meist unbewusste – Intention depressiver Menschen darin, dass ihre kreativen Produkte ewig bestehen sollen, was man Hyperintentionalität als Permanenz bezeichnen kann.

Nach Platon (1982) liegt das Streben nach Unsterblichkeit im Wesen des Menschen. Die einen leben weiter, indem sie Kinder zeugen, die anderen durch Werke, die bleibend sind. Sowohl Narziss als auch Echo waren unfähig, selbst oder gar gemeinsam etwas Konstruktives zu produzieren. Narziss als Blume und Echo als Höhle sind keine Eigenwerke, sondern bestenfalls Erscheinungsformen der Erinnerung. Die Nichtmachbarkeit hyperintentionaler Programme erlebt der (die) Depressive daher als ein Scheitern im Streben nach besonderer (einzigartiger) Permanenz, sodass sie in eine Stimmung des existenziellen Verlustes der Permanenz geraten: „Alles ist aus, zu Ende."

Depression als Akt der Selbstreferenz

Nach Günther (1967) errichtet der Akt der Selbstreferenz das Ich, indem er das Subjekt sowohl von seiner Umwelt, als auch von seinen eigenen Gedanken loslöst. Diese Funktion der Grenzensetzung zwischen innerer und äußerer Welt ist in der schweren Depression existenziell gestört. Narziss ist von seiner Sehnsucht nach der Berührung seines Ebenbildes zunehmend besessen und kann nicht mehr zwischen sich und der Umwelt als eigene Seinsbereiche unterscheiden. Echo wiederum ist unfähig, zwischen sich selbst und den Worten des Narziss Grenzen zu setzen. Es kommt daher zum Verlust, die eigenen Gedanken (Sehnsüchte etc.) auf deren Machbarkeit in der zwischenmenschlichen Kommunikation zu überprüfen. Dieser Realitätsverlust ist für die psychotische Depression verantwortlich. Man kann auch von einem Verlust der Selbstgrenzen sprechen, womit eine wahnhafte Fehlinterpretation der Realität (Mitterauer 2003c) einhergeht.

Der Akt der Selbstreferenz wirkt sich aber nicht nur Grenzen setzend aus, sondern stellt auch einen integrativen Mechanismus des Gehirns dar, der ein Ich-Bewusstsein ermöglicht. Wir können diese mysteriöse integrative Funktion zwar in unserem Gehirn experimentell niemals aufklären, sind jedoch fähig, deren Prinzipien zu beschreiben und Störungen davon abzuleiten. Der Akt der Selbstreferenz als rotierender Kreis hat eine Doppelfunktion:

Einerseits werden laufend alle Seinsbereiche, die zur Individualität des Gehirns passen, in das Gesamtsystem integriert, was Akzeptanz bedeutet. Andererseits müssen zur Aufrechterhaltung der Individualität nicht passende Seinsbereiche verworfen werden.

Geht man davon aus, dass diese Dialektik zwischen Akzeptanz und Verwerfung in der Depression existenziell gestört ist, so können wir auch von diesem Standpunkt der Selbstbeobachtung ableiten, dass es zwei Spielarten der Depression gibt, nämlich die Akzeptanzdepression und die Verwerfungsdepression. Echo geht an ihrem „Alles akzeptieren Müssen" zugrunde, Narziss verwirft Echo und schließlich sich selbst, unfähig und verzweifelt, die Welt und sich selbst zu akzeptieren. In einer Version des Mythos tötet er sich mit einem Schwert. Hier eröffnet sich die Thematik von Depression und Lebensüberdruss bzw. Selbsttötung (siehe Kapitel Depression und Suizid).

Die Rolle der gestörten Chronobiologie bei der Entstehung einer depressiven Grundstörung

Es gilt als experimentell gesichert, dass die meisten menschlichen Körperfunktionen einer zirkadianen Rhythmik mit einer Periodik von etwa 24 Stunden folgen. Dabei gibt es diverse Rhythmikprofile von Stunden bis in den Millisekundenbereich (Lloyd, 1998). Jedes dieser Rhythmusprofile wird von einer „inneren Uhr" im Nucleus suprachiasmaticus im vorderen Hypothalamus synchronisiert, sodass alle Rhythmen biologisch abgestimmt sind.

Auf der molekularen Ebene werden diese Rhythmen von den Clockgenen erzeugt und gesteuert. Man kann auch von elementaren Verhaltenszyklen sprechen (Mitterauer, 2004a). In Abb. 12 ist ein elementarer molekularer Verhaltenszyklus dargestellt. Gepaarte heterodimerische BMAL1-Clock-Proteine verkörpern Objekte der „Umwelt", die das Clockgen PER (beispielhaft) aktivieren. Dieses Clockgen kann als intentionales Programm interpretiert werden, indem es die Produktion des entsprechenden PER-Proteins anstrebt und auch im

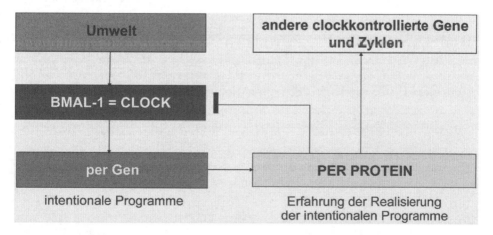

Abb. 12. Elementarer molekularer Verhaltenszyklus (Mitterauer, 2000a; siehe Text)

Sinne einer Erfahrung realisiert. Diese Eiweißprodukte stellen dann vorübergehend die Aktivierung der Umweltobjekte (BMAL1 = Clock) ab, was einem negativen Feedback-Mechanismus gleichkommt. Hier handelt es sich um einen Mechanismus, der auch in der synaptischen Informationsverarbeitung eine entscheidende Rolle spielt, was bereits gezeigt wurde. Die von den Clockgenen erzeugten Proteine (zB PER-Protein) aktivieren wiederum andere clockgenkontrollierte Gene zur Erzeugung weiterer Feedback-Zyklen.

Eine gestörte Chronobiologie tritt dann auf, wenn diese zirkadianen Zyklen im Hypothalamus oder auch in anderen Hirnregionen bzw. in den Körperorganen gestört sind. Meistens ist dafür ein innerer oder äußerer Stress verantwortlich, der zu Mutationen in den Clockgenen führt. Diesen Stress können körperliche Erkrankungen oder Überbelastungen sowie psychosoziale Belastungen bedingen. Die Mutationen in den Clockgenen wiederum führen – allgemein gesprochen – zu einem veränderten Stoffwechsel, insbesondere im Gehirn, was den inneren Stress weiter verstärkt. Die Entstehung einer Depression hängt davon ab, ob auch hyperintentionale Synapsen durch diesen Stress entstehen oder bereits vorhanden sind. Wenn es dann zum Auftreten von unverständlichen Extrempositionen der Verhaltensmodalitäten kommt, dann verstärkt sich die bereits gestörte Chronobiologie zusätzlich und chronifiziert sich, auch wenn sich die exogenen Störfaktoren bereits reduziert haben (Abb. 13).

In diesem Zusammenhang erscheint von besonderem Interesse zu sein, dass die Astrozyten und tripartiten Synapsen in unterschiedlichen Zeittakten (von Millisekunden- bis zum Stundenbereich) pulsieren (Parri et al, 2001). Dadurch werden Schrittmacherrhythmen erzeugt, welche ebenfalls durch Clockgene erzeugt und gesteuert sein dürften (Mitterauer und Kopp, 2003). Wenngleich wir für die Verzögerung der Informationsverarbeitung den Überschuss astrozytärer Rezeptoren in tripartiten Synapsen in den Brennpunkt stellen, könnte diese Informationsverzögerung zusätzlich durch eine veränderte astrozytäre Taktgebung determiniert sein.

Bereits am Beginn dieses Dezenniums wurde die Hypothese aufgestellt, dass Mutationen in den Clockgenen für die Störung zirkadianer Rhythmen bei affektiven Erkrankungen verantwortlich sein könnten (Bunney und Bunney, 2000; Desan et al, 2000; Mitterauer, 2000a; Duffy et al, 2001). Bisher hat man jedoch nur Hinweise gefunden, dass Mutationen in Clockgenen auf saisonale affektive Stö-

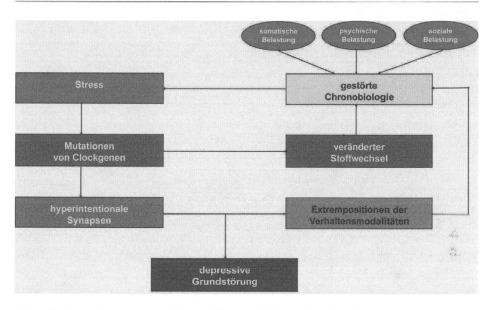

Abb. 13. Funktion der gestörten Chronobiologie bei der Entstehung einer depressiven Grundstörung

rungen einen Einfluss haben dürften (Johansson et al, 2003). Geht man davon aus, dass Störungen der zirkadiaden Rhythmen zwar einen konstituierenden Faktor für die Entstehung einer depressiven Grundstörung darstellen, diese gleichsam begünstigen, die Kernstörung jedoch auf der synaptischen Hyperintentionalität beruht, so ist ein Forschungsansatz, der rein auf die Biorhythmusstörungen in der Depression abstellt, zu restriktiv (Mitterauer, 2004a).

Dass Medikamente, die zu einer Resynchronisierung gestörter zirkadianer Rhythmen führen können, einen vergleichbaren Behandlungserfolg wie Antidepressiva erzielen (Kretzschmar, 2008), lässt sich dadurch erklären, dass der durch die gestörte Chronobiologie erzeugte Dauerstress reduziert oder aufgehoben wird, womit eine Normalisierung der Funktion der Clockgene und der damit verbundenen Stoffwechselvorgänge erreicht wird. Diese Wirkung könnte sich auch auf die Produktion der Neurotransmitter im Sinne einer Balanzierung der synaptischen Informationsverarbeitung positiv auswirken. Ist der Überschuss astrozytärer Rezeptoren jedoch weiterhin sehr hoch, so bleibt die depressive Grundstörung bestehen.

Depression ist sinnlose Ohnmacht

Legt man der zwischenmenschlichen (intersubjektiven) Kommunikation die Theorie der Subjektivität nach Günther (1973) zugrunde, so lässt sich diese bereits am Modell einer glia-neuronalen Synapse (tripartite Synapse) zeigen (Mitterauer, 2008a). Die Doppelstruktur glia-neuronaler Synapsen erlaubt es, die Verkörperung sowohl der Ich-Subjektivität als auch der Du-Subjektivität als eigenständige synaptische Komponenten darzustellen. Die Interaktion zwischen diesen beiden Komponenten erfolgt auf der Basis einer zyklischen Proemialrelation (Kaehr, 1978), deren formale Beschreibung folgende ist (Abb. 14):

Die gliale Komponente (G) dominiert zunächst die neuronale Komponente (N), indem sie modifizierend auf die Informationsübertragung wirkt. G spielt daher die Rolle eines Relators (Ordnungsrelation, dargestellt als →, 1) und N jene eines Relatums. Wenn sich nun die Beziehung umkehrt (Umtauschrelation, dargestellt als (↔, 2, 4), dann wird N zum Relator und G zum Relatum (Ordnungsrelation, dargestellt als →, 3). Da diese Proemialrelation zyklisch organisiert

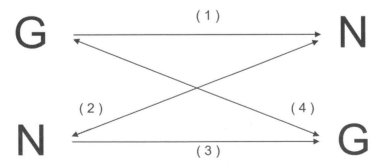

Abb. 14. Formale Beschreibung der zyklischen proemiellen Informationsverarbeitung in glia-neuronalen Synapsen

G: Glia; N: neuronale Komponente; →: Ordnungsrelation;
↔: Umtauschrelation; (1) … (4): zyklischer Ablauf der Relation

ist, sind glia-neuronale Synapsen fähig, deren relationale Positionen laufend zu wechseln, was einem wiederkehrenden Selbstreflexionsmechanismus gleichkommt.

In der Abb. 15 sind die elementaren Wege der synaptischen Informationsübertragung in einer glia-neuronalen Synapse schematisch dargestellt. Sie laufen nach den Regeln der zyklischen Proemialrelation wie folgt ab: Neurotransmitter (NT) werden von der Präsynapse freigesetzt und besetzen die glialen Rezeptoren (glR), dargestellt als Ordnungsrelation (→, 1). Gleichzeitig besetzen die NT die postsynaptischen Rezeptoren (poR) und werden wieder aufgenommen in der Präsynapse, was einer Umtauschrelation gleichkommt (↔, 2). Die bereits durch NT aktivierte Glia setzt Gliotransmitter (GT) frei, welche durch die Besetzung von präsynaptischen Rezeptoren (prR) die Neurotransmission vorübergehend unterbrechen, dargestellt als Ordnungsrelation (→, 3). Da aber auch ein Informationsaustausch zwischen den Gliazellen über gap junctions (gj) erfolgt, handelt es sich wiederum um eine Umtauschrelation (↔, 4).

Durch dieses zyklische Wechselspiel von Ordnungsrelation und Umtauschrelation und den damit einhergehenden Funktions-, bzw. Positionswechsel der synaptischen glialen und neuronalen Relationssysteme ist die Synapse fähig, in sich die zwischenmenschliche Kommunikation abzuwickeln. Entsprechend der griechischen

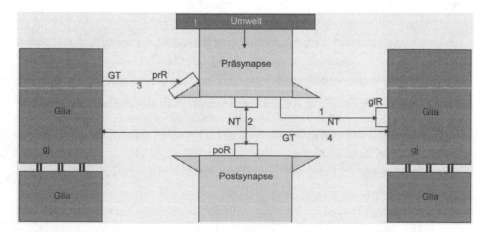

Abb. 15. Elementare Wege der Informationsübertragung in einer glia-neuronalen Synapse

NT: Neurotransmitter; GT: Gliotransmitter; prR: präsynaptische Rezeptoren; poR: postsynaptische Rezeptoren; glR: gliale Rezeptoren; gj: gap juntions

Wurzel des Begriffes bedeutet Proemialrelation ein „Vorspielen" oder auch „Vorspiegeln". Ich spreche daher von einer proemiellen Synapse (Mitterauer, 2008 a).

Will man diesen synaptischen Reflexionsmechanismus jedoch für die Erklärung der zwischenmenschlichen (intersubjektiven) Kommunikation fruchtbar machen, so müssen das gliale und das neuronale System als ontologische Komponenten der Subjektivität interpretiert werden. Da eine Konsequenz meiner Hirntheorie darin besteht, dass die Intentionen im glialen System erzeugt werden (Mitterauer, 2006 a), liegt es nahe, die gliale Komponente der Synapse als Ich-Subjektivität zu interpretieren. Überlegt man sich fernerhin, dass das neuronale System über die Wahrnehmungssysteme mit der Umwelt verbunden ist, so kann man die neuronale Komponente als Du-Subjektivität interpretieren. Geht man nun von diesem synaptischen Modell aus, in welchem die intentionale Interaktion mit der Umwelt als Ich-Du-System verkörpert ist und sich unser Gehirn durch diese ontologische Konzeption bereits in sich jedwede Kommunikation mit der Umwelt „vorspielen" kann, dann lassen sich vom synaptischen Modell der Depression nicht nur deren Kernsymptome ableiten, sondern es ist auch ein tieferes Verständnis depressiven Verhaltens möglich. Da ich die Kernsymptome der Depression, die sich aus dem vorgelegten synaptischen Modell erklären lassen, bereits beschrieben habe, soll nun eine tiefer gehende Interpretation versucht werden.

In der glialen Ich-Komponente der Synapse herrscht ein hyperintentionaler Zustand im Sinne einer Überzahl von Rezeptoren an den Astrozyten. Das bedeutet auf der Verhaltensebene, dass der depressive Mensch grundsätzlich zu viel will, wogegen er sich nicht wehren kann, weil diese Hyperintentionalität biologisch – gleichsam hardwaremäßig – determiniert ist. Aber bereits in der synaptischen Interaktion der Ich-Komponente mit der Du-Komponente kommt es zu einer Störung, da die glialen Ich-Rezeptoren nicht ausreichend in einem Zeittakt mit Du-Transmittern besetzt werden können. Dadurch sind die Ich-Intentionen in Bezug auf das Du und die Umwelt nicht oder nur beschränkt machbar. Das synaptische System spielt daher in sich bereits vor, was Störung und Leiden des (der) Depressiven auf der Verhaltensebene bedeuten.

Die meist schon persönlichkeitstypischen hohen Ansprüche an sich selbst und vor allem auch an die Mitmenschen brechen in der

Depression zusammen. Kein Mensch ist da, der dem (der) Depressiven die Erwartungen und Ansprüche erfüllen kann. Die zwischenmenschliche Kommunikation wird immer aussichtsloser, Rückzug ist daher die einzige Konsequenz. Gleichzeitig besteht die Überzeugung, auch selbst nicht mehr perfekt zu funktionieren, weil das eigene Verhalten gestört ist. Ohnmächtiges Nicht-Können und drangartiges Tun-Müssen bestimmen die öde gewordenen Tage und Nächte. Dieser Leidenszustand gründet aber wesentlich in der Tatsache, dass die intentionalen Programme zwar eingefroren sind, aber „in der Tiefe der Seele" weiterhin lebensbestimmend sind. Da der Depressive eigentlich über gute und meist kreative Fähigkeiten verfügt, befindet er sich in der Stimmung einer sinnlosen Ohnmacht, welche von uns Therapeuten in Wirklichkeit als Pseudoohnmacht gesehen werden sollte.

Die Unfähigkeit des (der) Depressiven, mit den Mitmenschen und den Dingen der Welt zu kommunizieren, führt zum Verlust sowohl des Selbstverständnisses als auch des Verstehens jedweden Dus und der Umwelt. Mitmenschen wiederum können das Verhalten eines Depressiven aber auch nicht wirklich verstehen, finden es vielmehr äußerst belastend. Dadurch wird der Patient bestätigt, dass die Verwirklichung seiner Intentionen aussichtslos ist und er sich in einer existenziellen Situation der Zukunftslosigkeit befindet. Die ethymologische Wurzel von Zukunft ist „zu-kommen". Man kann daher auch sagen: Wer oder was immer auf einen depressiven Menschen zukommt, entspricht nicht seinen Erwartungen. Somit ist das Leben sinnlos geworden.

Zum tieferen Verständnis des Wirklichkeitserlebens depressiver Menschen müssen wir daher wesentlich auch die Rolle des Du bzw. der Mitmenschen betrachten, was uns ja bereits der Mythos von Narziss und Echo lehrt. Gutes Zureden oder positives Denken erleben depressive Patienten daher nur als Bestätigung, dass sie sich nicht nur selbst nicht verstehen können, sondern auch von den Mitmenschen nicht verstanden werden.

Depression und Suizid

Es ist eine klinische Erfahrung, dass depressive Patienten Selbstmordgedanken haben, Selbstmordversuche verüben oder gar Suizid begehen. Für die Abschätzung der Selbsttötungsgefahr (Suizidalität) ist entscheidend, ob es Kriterien gibt, auf deren Grundlage man Depressive, die zwar suizidal sind und sogar Selbstmordversuche begehen können, von jenen unterscheiden kann, die über die „Fähigkeit" zur radikalen Selbsttötung verfügen. Mein Forschungseinsatz, die Depression besser erklären und verstehen zu können, hat zu einer grundlegenden Typologie der Depression geführt. Wie bereits eingehend dargelegt, kann man zwischen einer Akzeptanzdepression und einer Verwerfungsdepression unterscheiden.

Nicht nur theoretisch, sondern auch in repräsentativen klinischen Untersuchungen konnten wir mittlerweile zeigen, dass das menschliche Verhalten im Grunde von den zwei typischen Handlungsstilen der Akzeptanz und Verwerfung bestimmt ist. Akzeptanz heißt, dass die Umweltsituation akzeptiert wird, weil sie der subjektiven Intention entspricht, Verwerfung hingegen bedeutet, dass die Umweltsituation nicht der subjektiven Intention entspricht und die Umweltsituation daher verworfen wird. Die diesbezüglichen formalen Grundlagen wurden bereits dargelegt. In der Akzeptanzdepression erträgt der Patient sein Leiden bzw. ist unfähig, durch Selbstverwerfung (Suizid) sein Leiden zu beenden. Bei der Verwerfungsdepression ist das Gegenteil der Fall. Der (die) Depressive kommt irgendwann an einen Punkt, an dem die Depression derart unerträglich wird, sodass er (sie) nicht mehr anders kann, als sich selbst zu verwerfen, was Selbsttötung bedeutet.

Zur Analyse, ob es sich um eine Verwerfungsdepression bei einem Patienten handeln könnte, haben wir einen eigenen Fragebogen entwickelt (siehe Anhang). Da das Wechselspiel zwischen Akzeptanz und Verwerfung in der zwischenmenschlichen Kommunikation eine tragende Rolle spielt, kann man auch von zwei typischen Kommunikationsstilen suizidaler Patienten sprechen (Mitterauer, 1987).

Die Abschätzung der Suizidalität

Nach Kielholz (1968) gehört die Abschätzung der Suizidalität zu den schwierigsten Aufgaben des Arztes. Die internationale Vereinigung für Suizidprophylaxe hat 1983 acht Methoden zur Abschätzung der Suizidalität veröffentlicht (Pöldinger, 1983). Hier sind vor allem die Liste der Risikofaktoren nach Kielholz (1971), der Fragenkatalog von Pöldinger (1982) und Ringels präsuizidales Syndrom als gängige Methoden im deutschen Sprachraum zu nennen. Aber auch unsere medizinisch-biologische Methode zur Abschätzung der Suizidalität „Das suizidale Achsensyndrom" (Mitterauer, 1981) wurde berücksichtigt. Seither habe ich jedoch versucht, eine umfassendere Methode zur Abschätzung der Suizidalität unter besonderer Berücksichtigung der Kommunikationspathologie suizidaler Menschen zu erarbeiten. Es handelt sich um „Das suizidale Zuwendungs/Abwendungssyndrom" (Mitterauer, 1989b).

Diese Methode zur Abschätzung der Suizidalität beruht nicht nur auf einer neuen kommunikationspathologischen Konzeption, sondern auch auf einem repräsentativen Untersuchungsmaterial im Bundesland Salzburg. Im Laufe der Jahre habe ich weitere Optimierungen vorgenommen, über die nun zusammenfassend berichtet werden soll.

Abb. 16 gibt das Schema der Abschätzung der Suizidalität wieder. Auf der linken Seite sind die Kriterien des suizidalen Zuwendungssyndroms, welches für den Selbstmordversuch typisch ist, rechts die Kriterien des suizidalen Abwendungssyndroms, das den potenziellen Suizidanten charakterisiert, aufgelistet. In beiden Fällen besteht prinzipiell eine offene oder versteckte Suizidalität. Während es beim Selbstmordversuch in erster Linie um die Diagnose pathologischer Lernprozesse geht, lassen sich hingegen beim potenziellen Selbstmörder hirnsubstratbedingte Störungen diagnostizieren.

Bei der Analyse pathologischer Lernprozesse geht es im Wesentlichen um ein pathogenes Umweltmilieu sowie um eine Neigung zur abnormen Belastungsreaktion im Sinne der Selbstdestruktion. Was die Diagnose von hirnsubstratbedingten Störungen betrifft, so

DAS SUIZIDALE ZUWENDUNGSSYNDROM

1.   offene oder versteckte Suizidalität   ☐

2.   Diagnose pathologischer Lernprozesse: ☐ ☐

2.1. pathogenes Umweltmilieu:

     Ursprungsfamilie und Erziehungsbereich   ☐ ☐

     Beruf bzw. Bekanntenkreis   ☐ ☐

     Partner bzw. eigene Familie   ☐ ☐

2.2. Neigung zu abnormen Belastungsreaktionen
     im Sinne (erlernter) selbstdestruktiver

     Gedanken   ☐ ☐

     Äusserungen (verbal, nonverbal)   ☐ ☐

     Handlungen   ☐ ☐

3.   suizidnegative Familienanamnese:

     sicher   ☐ ☐

     ungeklärt   ☐ ☐

     nicht eruierbar   ☐ ☐

4.   Akzeptanztyp   ☐ ☐

5.   partielle Einengung:

     aggressives Zuwendungsverhalten   ☐ ☐

☐ : Zutreffendes ankreuzen

DAS SUIZIDALE ABWENDUNGSSYNDROM

1.   offene oder versteckte Suizidalität

2.   Diagnose hirnsubstratbedingter Störungen:

2.1. positive Familienanamnese für endogene Psychosen:

     sicher

     ungeklärt

     nicht eruierbar

2.2. Diagnose einer Hirnfunktionsstörung

     -    "endogen"

     - - Depression

     - - Bipolare Störung

     - - Wahn

     -    organisch

     -    psychogen

3.   suizidpositive Familienanamnese:

     sicher

     ungeklärt

     nicht eruierbar

4.   Verwerfungstyp

5.   totale Einengung:

     verwerfendes Abwendungsverhalten

Abb. 16. Abschätzung der Suizidalität (modifiziert nach Mitterauer, 1989)

ist eine positive Familienanamnese für die so genannten endogenen Psychosen sowie die Diagnose dieser Störungen beim Suizidgefährdeten von Bedeutung. Vor allem aber gibt eine suizidpositive Familienanamnese Hinweise, dass der Suizidale über die „Fähigkeit" zur Selbsttötung verfügen dürfte, was beim typischen Selbstmordversucher hingegen nicht der Fall ist.

Aus kommunikationspathologischer Perspektive muss mit dem bereits erwähnten Fragebogen (siehe Anhang) analysiert werden, ob der (die) Suizidale vorwiegend ein Akzeptanztyp oder eher ein radikaler Verwerfungstyp ist. Wenn bereits eine suizidale Handlung erfolgt ist, so zeigt sich beim typischen Selbstmordversucher nur eine partielle suizidale Einengung im Sinne eines „aggressiven" Zuwendungsverhaltens, welche man nach Ringel (1961) als Hilfeschrei bezeichnen kann.

Im Falle eines verübten Selbstmordes bestanden eine totale kommunikative Einengung und ein radikaler Handlungsstil der Verwerfung, nicht nur der eigenen Existenz, sondern auch der mitmenschlichen Umgebung, was ich als Abwendungsverhalten bezeichne. Genau dieses Abwendungsverhalten hat Ovid im Mythos von Narziss und Echo in dichterischer Sprache dargestellt. Die Analyse von potenziellen Suizidanten, die ein wirklicher Zufall gerettet hat, hat uns gelehrt, dass sie ab dem Entschluss zur Selbsttötung keine Hilfe, sondern Selbstbefreiung erreichen wollten, indem sie sich durch Abwendung von den Mitmenschen gleichsam den Weg zur Selbsttötung freigehalten haben. Ist bei einem Menschen irgendwann bereits ein verwerfendes Abwendungsverhalten aufgetreten, das er durch Zufall überlebt hat, so ist er prinzipiell als potenzieller Suizidant einzuschätzen, selbst wenn die anderen Kriterien des suizidalen Abwendungssyndroms negativ sind.

In einer repräsentativen postmortalen Untersuchung der Suizidfälle im Jahre 1978/79 hat sich – bei ausreichender Information – gezeigt, dass etwa 60% im Zeitraum der Selbsttötung unter einer Depression gelitten haben (Mitterauer, 1981). Dieses Untersuchungsergebnis wurde mittlerweile in internationalen Studien bestätigt (Lönnqvist, 2000).

Baldwin und Birtwistle (2002) haben in ihrem „Atlas of Depression" bei der Abschätzung der Suizidalität auch kommunikationspathologische Kriterien berücksichtigt, wie etwa Vorkehrungen, bei der Suizidhandlung nicht entdeckt zu werden oder keine Hilfe zu suchen. Das klingt nach der Beschreibung jenes Abwendungsverhaltens, das wir bereits am Beginn der Achtzigerjahre entdeckt haben. Wenn wir zwischen Akzeptanzdepression und Verwerfungsdepression unterscheiden, dann müssen wir besonders wach sein, wenn sich eine Verwerfungsdepression aufhellt. Hier handelt es sich zwar um eine allgemeine klinische Erfahrung, wir können jedoch ein Erklärungsmodell dafür anbieten.

Meine derzeit noch theoretischen Überlegungen zur möglichen Entstehung der Fähigkeit, zu verwerfen im Sinne einer epigenetischen bzw. pränatalen Prägung, stellen das Kriterium einer suizidpositiven Familienanamnese für die Abschätzung der Suizidalität in Frage. Da aber als gesichert gilt, dass die genetische Neigung zur Depression für die Entstehung eines depressiven Verhaltens eine Rolle spielt, müsste man im vorliegenden synaptischen Modell der Depression den Typ der Verwerfungsdepression zeigen können, um das Kriterium einer suizidpositiven Familienanamnese biologisch begründen zu können.

Hypothese der Verwerfungssynapse

Geht man vom vorliegenden synaptischen Modell der Depression aus, so operiert dieses hyperintentional, da ein Überschuss an astrozytären Rezeptoren besteht, zu deren Besetzung die Anzahl der von der Präsynapse produzierten Neurotransmitter nicht ausreicht. Wenn allerdings die Neurotransmittersubstanzen schlüssel- schlüssellochgleich in die astrozytären Rezeptoren passen, so kann die Besetzung astrozytärer Rezeptoren prinzipiell erfolgen, wenngleich nicht alle Rezeptoren von Neurotransmittern besetzt werden können. Man könnte daher der Logik der Handlungsstile folgend von einer Akzeptanzsynapse sprechen, wenngleich sie die Verzögerung der synaptischen Informationsübertragung bedingt.

Nehmen wir nun an, dass sich im Überschuss astrozytärer Rezeptoren auch welche befinden, deren Proteinstruktur dahingehend verändert ist, dass sie mit den vorhandenen Neurotransmittersubstanzen nicht besetzt werden können, weil sie nicht exakt in den Rezeptor passen. Auf diese Weise verwerfen diese astrozytären Rezeptoren gleichsam die Besetzung durch die angebotenen Neurotransmitter, da sie nicht zu ihnen passen. Man könnte auch sagen, dass das Neurotransmitterangebot nicht zur astrozytären Intention, verkörpert durch bestimmte Rezeptoren, passt. Derselbe Mechanismus könnte dann auf der Verhaltensebene zum Tragen kommen, vergleichbar der nicht möglichen Kommunikation zwischen Narziss und Echo.

Das biologische Argument dieser Hypothese ist an Gehirnen von Suizidanten überprüfbar, wenn man eine Strukturanalyse astrozytärer Rezeptoren in verschiedenen Hirnregionen durchführt, was technisch mittlerweile möglich ist.

Schwermut:
Kritische Betrachtungen zum Konzept der Melancholie

Ich möchte einige Argumente vorbringen, dass wir Melancholie synonym mit natürlicher Schwermut verstehen und nicht mit krankhafter Depression gleichsetzen sollten. Zur eingehenderen Begründung dieses Ansatzes ist zunächst ein Überblick über die historische Entwicklung des Konzeptes der Melancholie erforderlich.

Historische Entwicklung der Melancholie

Das Wort Melancholie (melancholia) bedeutet im Griechischen „schwarze Galle". Die Melancholie war nach Hippokrates von Kos (um 400 v. Chr.) eines der vier Temperamente. Obwohl Melancholie ursprünglich einen seelischen Zustand von Schwermut oder Traurigkeit ohne einen bestimmten Anlass bedeutete, hatte es im Altertum bis herauf ins Mittelalter durchwegs eine negative Konnotation. Das einzige antike Fragment (dem Aristoteles bzw. Theophrast zugeordnet), das die Melancholie positiv und als eine besondere Fähigkeit beschreibt, sieht in der Melancholie die Voraussetzung für den göttlichen Wahn (mania). So glaubte Aristoteles zu erkennen, dass alle hervorragenden Männer, ob Philosophen, Staatsmänner, Dichter und Künstler, Melancholiker gewesen sind.

Im Mittelalter wurde die Melancholie als Mönchskrankheit (acedia) gesehen und zum häufigen Thema der theologischen Literatur. Sie galt sogar als eine der sieben Todsünden. Im mittelalterlichen Protestantismus hat man aber dann die Melancholie nicht mehr in erster Linie als eine zu vermeidende Sünde, sondern als Versuchung des Teufels im Sinne einer zerstörerischen Kraft gesehen. Durch Gebete und verschiedene fromme Aktivitäten konnten die Gläubigen den melancholischen Einfluss des Teufels abwehren und überwinden. Dabei ist von Interesse, dass Luther selbst häufig von „melancholischen Phasen" heimgesucht wurde, welche meines Erachtens nicht krankhafte Depressionen, sondern Schwermutszustände waren. Luther war daher fähig, wie viele vergleichbare große Menschen, sich aktiv und kreativ in zahlreichen Trostschriften mit der Melancholie auseinanderzusetzen (Steiger, 1996).

In der spätmittelalterlichen Dichtung hat die Melancholie einen Bedeutungswandel erfahren. Sie hat die Bedeutung eines vorübergehenden Gemützustandes angenommen, eines von allen pathologischen und physiologischen Bedingungen unabhängigen Schwermutsgefühls. Klibansky et al. (1992) geben eine hervorragende Darstellung, wie sich diese „poetische Melancholie" weiter zu einer „melancholia generosa" entwickelt hat. Im Florentiner Neuplatonismus (Marsilio Ficinus) wird die Melancholie zum ersten Mal als positive Kraft gewertet. So wird Melancholie vor allem als natürliche Voraussetzung für die Genialität eines Menschen betrachtet, worauf eigentlich schon Aristoteles hingewiesen hat. Aber nicht nur in der Dichtung, auch in der Wissenschaft wird in der Melancholie eine konstruktive Kraft erkannt, und sogar als conditio sine qua non für Entdeckung und Genialität gesehen. Diesen nicht-krankhaften Aspekt der Melancholie möchte ich ganz einfach Schwermut nennen.

Die schöpferische Schwermut hat auch in den folgenden Jahrhunderten das Schaffen großer Wissenschaftler, Dichter und Künstler bestimmt. So fasst Goethe die tragende Rolle der Schwermut in seiner Dichtung in folgende Verse:

> *Zart Gedicht, wie Regenbogen*
> *wird nur auf dunklen Grund gezogen;*
> *darum behagt dem Dichtergenie*
> *das Element der Melancholie*

Ehe ich die Melancholie als natürliche Schwermut zu beschreiben und anhand der Dichtung zu diskutieren versuche, sei auf die zeitgenössische Anwendung der Melancholie als Krankheitskonzept in der Psychologie und vor allem in der Psychiatrie näher eingegangen. Zumindest die analytisch orientierte Psychologie ist von der Freud'schen Konzeption der Melancholie geprägt. Freud (1917) grenzt zunächst völlig berechtigt die Melancholie von der Trauer ab. Während die Trauer durch positive Trauerarbeit behoben werden kann, ist die Melancholie durch Trauerarbeit nicht beeinflussbar. Nach Freud ist die Melancholie seelisch ausgezeichnet durch eine tiefe schmerzliche Verstimmung, eine Aufhebung des Interesses für die Außenwelt, durch den Verlust der Liebesfähigkeit, durch die Hemmung jeder Leistung und die Herabsetzung des Selbstgefühls, die sich in Selbstvorwürfen und Selbstbeschimpfungen äußert und bis zur wahnhaften Erwartung der Strafe steigert. Freud weist aufgrund dieser massiven Selbstdestruktion des Melancholikers auch auf die Suizidgefährdung hin. Aber nicht nur durch den Einfluss Freuds, sondern auch durch die Psychiatrie ist in der modernen Psychologie der Begriff der Melancholie weitgehend durch den Begriff der Depression ersetzt worden.

Schärfer noch! In den heutigen Diagnoseschemata der Psychiatrie wird die schwere depressive Episode ohne psychotische Symptome synonym mit Melancholie klassifiziert (Dilling et al., 1993). Diese Entwicklung halte ich für ein eklatantes Missverständnis der Vielfalt menschlicher Existenz, wobei die „süße Schwermut" schöpferischer Menschen in die Bitterkeit des schwer Krankhaften hineingezwungen wird. Den letzten großen Versuch in der Psychiatrie, die Eigenständigkeit der Melancholie aufzuzeigen und von der Depression abzugrenzen, hat Tellenbach unternommen. Tellenbach (1974) beschreibt in seinem Buch „Melancholie" einen „Typus melancholicus", inhaltlich und sprachlich stark an Heidegger orientiert. Leider ist dieses Werk ein aus meiner Sicht fataler Versuch, mit philosophischen, psychologischen und klinischen Argumenten, die Depression mit der Melancholie gleichsam zu begründen. In den wenigen Passagen, in denen sich Tellenbach explizit zur Schwermut äußert, bezieht er sich zwar auf Szilasi (1946), der in der Schwermut durchaus eine kulturhistorische Eigenständigkeit erkennt, spricht aber dennoch – sogar unter Hinweis auf Aristoteles – von einer „Inklination zur Krankheit Melancholie".

Melancholie als Schwermut

In Abgrenzung von der Depression möchte ich nun versuchen, die Eigenständigkeit der Schwermut darzustellen und Beispiele der Dichtung anzuführen bzw. zu diskutieren. Der zur Schwermut neigende Mensch hat ein tiefes Existenzempfinden. Von Zeit zu Zeit fühlt er sich niedergedrückt, von seinem „Geworfensein ins Da" (Heidegger), ausgeliefert einem Fatum, wogegen er sich scheinbar nicht wehren kann. Er will sich aber wehren, getrieben von der Sehnsucht nach dem Bleibenden, dem Schönen und der Überwindung des Todes.

Im Gegensatz zur Depression holt sich der schwermütige Mensch aus seinem tiefen, metaphysischen Wirklichkeitsempfinden immer wieder die Kraft, im Reigen des Kosmos mitzutanzen und durch seine Werke Bleibendes zu schaffen. So gesehen mag Aristoteles Recht haben, dass alle großen Männer melancholisch sind. Ob der Umkehrschluss zulässig ist, muss allerdings offen bleiben. Jedenfalls ist das kreative Potential, das die Schwermut in sich trägt, Grund genug, dass die Psychiatrie streng zwischen natürlich-kreativer Schwermut und krankhafter Depression unterscheidet. Man sollte daher den Begriff der Melancholie mit Schwermut synonym gebrauchen und nicht als Krankheit verkennen (Mitterauer, 2007b).

Dieser meiner Auffassung und persönlichem Erleben von Schwermut entspricht auch jene von Heinrich von Gent (1518). Beim Melancholiker ist es seine innere strukturale Wesensgesetzlichkeit selbst, die diesen Typus in Schranken weist, die er nicht transzendieren kann. Dass er das nicht vermag, kann ihm zur Melancholie gereichen, denn seine Begabung treibt ihn fortwährend empor und zum Überschwingen, indessen ihm dies doch seine Grenzen verwehren. Und so muss in ihm ein Gefühl quälenden Ungenügens wachsen, das ihn lähmt und schließlich in Schwermut zu Boden sinken lässt; denn das Denken der Ordnung allein lässt ihn noch nicht zum Absoluten, zur Schau der Platonischen Ideen vordringen. Was Heinrich von Gent jedoch nicht sieht, ist, dass gerade aus dieser schwermütigen Konstellation die Kraft entspringen kann, das Erleben existentieller Begrenztheit durch kreative Produkte wie Kunst, aber auch Technik zu bereichern. Tellenbach hat aber leider aus dieser Beschreibung der Schwermut von Gents ein depressives Nichtkönnen abgeleitet und seinem Typus melancholicus zugrunde gelegt.

Schwermut in der Dichtung

Was wir unter Melancholie als Schwermut verstehen sollten, sei an der Dichtung beispielhaft gezeigt. Lenau, der Dichter der Schwermut, hat in seinem Gedicht „Waldlied" die Stimmung der Schwermut in einfache Verse gefasst:

Der Nachtwind hat in den Bäumen
sein Rauschen eingestellt,
die Vögel sitzen und träumen
am Aste getraut gesellt.

Die ferne schmächtige Quelle,
weil alles andre ruht,
lässt hörbar nun Welle auf Welle
hinflüstern ihre Flut.

Und wenn die Nähe verklungen,
dann kommen an die Reih
die leisen Erinnerungen
und weinen fern vorbei.

Daß alles vorübersterbe,
ist alt und allbekannt;
doch diese Wehmut, die herbe,
hat niemand noch gebannt.

Man könnte nun zahlreiche andere Dichter anführen, deren Schaffen nicht von krankhafter Depression, sondern von Schwermut geprägt ist. Für den Psychiater liegt aber die eigentliche diagnostische Herausforderung darin, ob und wie man bei einem Patienten mit wiederkehrenden depressiven Episoden seine psychopathologische Symptomatik von jener der nicht pathologischen Schwermut unterscheiden kann.

Die Schwermut Georg Trakls

Ich möchte nun versuchen, diese diagnostische Herausforderung am Beispiel von Georg Trakl, dem großen Dichter meiner Heimatstadt Salzburg, aufzunehmen. Seine Biographie lässt sich im Wesentlichen wie folgt skizzieren (Mahrholdt, 1959).

Georg Trakl wurde am 3. Februar 1887 in Salzburg geboren. Er war das fünfte von insgesamt sieben Kindern eines wohlhabenden Eisenhändlers. Die Mutter führte das Leben einer normalen Bürgersfrau. Eine Gouvernante war den Kindern Mutterersatz und hatte durch das Vorlesen französischer Literatur auch Einfluss auf Trakls spätere Lyrik. Vor allem aber hat sich eine enge Beziehung zu seiner jüngeren Schwester Margarete entwickelt, in der er sein Abbild sah und die auch in seiner späteren Dichtung eine bedeutende Rolle spielte.

Trakl besuchte von 1897 bis 1905 das Humanistische Gymnasium in Salzburg und galt als schlechter Schüler. Da er 1905 erneut das Klassenziel nicht erreichte, verließ er das Gymnasium ohne Matura. Zu dieser Zeit begann er zu schreiben und schloss sich einem Dichterzirkel an. Auch die ersten Erfahrungen mit Drogen fallen in diese Zeit. Im September 1905 begann er ein dreijähriges Praktikum in einer Salzburger Apotheke. Die Aufführung seiner ersten Theaterstücke (1906) war nicht sehr erfolgreich, sodass er diese vernichtete und in eine schwere Schaffenskrise fiel. Ab 1908 ging es wieder aufwärts. Trakl konnte das erste Gedicht in einer Zeitschrift veröffentlichen, schloss das Apothekerpraktikum ab und begann in Wien Pharmazie zu studieren.

Der Tod des Vaters 1910 brachte die Familie in finanzielle Schwierigkeiten. Trakl konnte jedoch noch in Pharmazie promovieren. Er trat freiwillig in den Militärdienst ein und war in Wien als Sanitäter tätig. Zu dieser Zeit kam es vermehrt zu einem Drogenmissbrauch und zu wiederkehrenden depressiven Stimmungslagen. Trotzdem gelang ihm gleichzeitig der dichterische Durchbruch. Er dichtete aus diesen Krisen heraus eine reife, schwermütige Lyrik, in der er sein Dichtergenie entfalten konnte. Als Apotheker wieder Fuß zu fassen, gelang ihm nicht wirklich, sodass er nach Innsbruck zog, wo er seinen großen Förderer Ludwig von Ficker – Herausgeber der renommierten Zeitschrift Brenner – kennen lernte und mit wichtigen Personen der österreichischen Literatur- und Kulturszene bekannt wurde. Von da an wurden Trakls Gedichte regelmäßig im Brenner veröffentlicht. Trotz dieser scheinbar guten Lebenssituation litt Trakl wieder zunehmend unter Angst und Depressionen, die er mit Alkohol und Drogen gleichsam selbst behandelte.

Die Zeit zwischen 1912 und 1914 war einerseits von der Suche nach einer beruflichen Stelle, andererseits von Rastlosigkeit und Sorge um seine erkrankte Lieblingsschwester bestimmt. Trotz seiner literarischen Erfolge spricht Trakl selbst von einer „Kette von Krankheit und Verzweiflung". Im August 1914 brach der Erste Weltkrieg aus. Trakl rückte als Medikamentenakzessist nach Galizien ein. Nach der Schlacht bei Grodek musste er allein 90 Schwerverwundete betreuen, ohne helfen zu können. In dieser extremen Belastungssituation und Verzweiflung wollte er sich erschießen, was Kameraden jedoch verhindern konnten. Er beruhigte sich wieder und versah weiter seinen Dienst. Einige Wochen später wurde er zu seinem Schrecken zur Beobachtung seines geistigen Zustandes auf die Psychiatrische Abteilung des Garnisonspitals in Krakau eingewiesen. Dort starb er 27-jährig vermutlich an einer Überdosis von „Gift", welche er am Vorabend eingenommen haben dürfte. Ob es sich dabei um einen Selbstmord gehandelt hat, muss offen bleiben. 1925 wurden die Gebeine des Dichters nach Tirol überführt und auf dem Friedhof in Mühlau bei Innsbruck bestattet.

Es gibt zahlreiche Studien, die davon ausgehen, dass Trakl unter Depressionen (nach psychiatrischer Definition) gelitten hat und suchtkrank war. Dabei wird auch die Beziehung von Depression und Dichtung zu interpretieren versucht (Mentzos und Münch, 2002). Wenngleich es schwierig ist, eine operationalisierte Diagnostik für eine Pathographie verlässlich durchzuführen (Spitzer et al, 2006), da man auf diverse subjektive Verhaltensbeschreibungen und -beobachtungen angewiesen ist, so sprechen zunächst die wiederkehrenden Angst- und Verzweiflungszustände bis hin zur Suizidalität für depressive Episoden, denen eine biologische Eigengesetzlichkeit zugrundeliegen könnte. Man kann dann den – zumindest zeitweise – massiven Alkohol- und Drogenmissbrauch als Selbstbetäubung oder auch Selbstbehandlungs- und Linderungsversuch interpretieren. Während an der Suchterkrankung kein Zweifel bestehen kann, muss hingegen offen bleiben, ob bei Trakl wirklich depressive Episoden nach psychiatrischen Kriterien aufgetreten sind. Dasselbe gilt für die Frage, ob Trakl tatsächlich Selbstmord begangen hat.

Trakl hat uns aber seine Dichtung zurückgelassen. Diese ist eindeutig von seiner Schwermut getragen. „Immer klingt aus der Pracht des Geschilderten, aus seinen Frühlingen eine Melancholie mit in seinen Worten" (Mahrholdt, 1959). Heidegger (1959) hat in „einer Erörterung von Georg Trakls Gedicht" die Schwermut des Dichters als tief erkannt und philosophisch gedeutet. „Die Schwermut der Seele erglüht nur dort, wo die Seele auf ihrer Wanderung in die weiteste Weite ihres eigenen, das heißt ihres wandernden Wesens eingeht … Das Gestörte, Vehemente, Unheile und Heillose, alles Leidvolle des Verfallenden ist in Wahrheit nur der einzige Anschein, in dem sich das Wahrliche verbirgt: der alles durchwährende Schmerz." Die philosophische Analyse Heideggers der Trakl'schen Gedichte entdeckt den metaphysischen Hintergrund der Schwermut, aus der die

Kraft einzigartiger Verse kommt, in den verschiedensten Facetten. Selbst wenn Trakl in seiner Dichtung vom „Wahnsinnigen" spricht, so warnt Heidegger davor, dass hier ein Geisteskranker gemeint ist. Trakl stellt sich in seiner Dichtung als der „Abgeschiedene" dar. „Der Abgeschiedene ist der Wahnsinnige, weil er anderswohin unterwegs ist. Von dort her darf sein Wahnsinn ein ‚sanfter' heißen, denn er sinnt Stillerem nach." (Heidegger, 1959)

Ein weiterer Aspekt Trakl'scher Schwermut zeigt sich in seiner wahrscheinlich inzestuösen Beziehung zu seiner Lieblingsschwester, die er in seinen Gedichten bisweilen „Mönchin" nennt. Bei Trakl ist die vereinende Begegnung mit der Schwester ein verzweifelter Versuch, die Schwermut seiner Abgeschiedenheit wenigstens in der schmerzlichen Vergänglichkeit dieser Begegnung tatsächlich zu er-fühlen. Das hat nichts mit Depression zu tun.

Trakl ist eigentlich der Dichter des existenziellen Aufschreies des Menschen. Seine Schwermut ist es, die ihn befähigt hat, dem todge-weihten Menschen die unergründbaren Grenzen seiner Existenz in dichterischer Sprache vor Augen zu führen. Obwohl viele seiner Ge-dichte von Schmerz, Verzweiflung und gar von Wahnsinn sprechen, strebt das schwermütige Grundelement von Trakl nach Einklang und Vollendung. Gerade die im Zeitraum irdischer Existenz nicht erreichbare Vollendung ist die eigentliche schöpferische Triebkraft der Schwermut, welche Trakl im folgenden Gedicht „Einklang" in Verse fasst:

> *Sehr helle Töne in den dünnen Lüften,*
> *Sie singen dieses Tages fernes Trauern,*
> *Der ganz erfüllt von ungeahnten Düften*
> *Uns träumen macht nach niegefühlten Schauern.*
>
> *Wie Andacht nach verlorenen Gefährten*
> *Und leiser Nachhall nachtversunkner Wonnen,*
> *Das Laub fällt in den längst verlaßnen Gärten,*
> *Die sich in Paradiesesschweigen sonnen.*
>
> *Im hellen Spiegel der geklärten Fluten*
> *Sehn wir die tote Zeit sich fremd beleben*
> *Und unsre Leidenschaften im Verbluten,*
> *Zu ferner'n Himmeln unsre Seelen heben.*

Wir gehen durch die Tode neugestaltet
Zu tiefern Foltern ein und tiefern Wonnen,
Darin die unbekannte Gottheit waltet –
Und uns vollenden ewig neue Sonnen.

Nehmen wir nun an, Trakl wäre ein Zeitgenosse, der diagnostisch eindeutig unter depressiven Episoden leidet und sich mit Alkohol und Drogen gleichsam selbst behandelt. Er lässt sich überreden, sich in psychiatrische Behandlung zu begeben. Eine einschlägige Medikation führt zu einer Stimmungsstabilisierung und auch das Suchtverhalten kann zumindest eingegrenzt werden. Wie aber würde es dann um sein kreatives Potential bestellt sein? Wie würde sich die Medikation auf die persönlichkeitstypische Schwermut auswirken, die ja scheinbar paradox die Dichtung beflügelt? Würden seine Verse vielleicht nicht mehr von der bisherigen Genialität geprägt sein? Aus der Biographie wissen wir jedenfalls, dass Trakl in Zeiten einer vermuteten Depression dichterisch trotzdem produktiv war. Ein depressives „Nichtkönnen" war zumindest im Bereich der Dichtung nicht vorhanden.

Was ich am Beispiel Trakls zu zeigen versuchte, ist einerseits die Abgrenzung der Depression von der Schwermut im Sinne eines kulturellen und humanistischen Melancholiebegriffs. Andererseits möchte ich auf die große Verantwortung der Psychiatrie hinweisen, wenn es um die biologische Behandlung kulturtragender Patienten geht, die zwar die diagnostischen Kriterien der Depression erfüllen, gleichzeitig aber schwermütig sind, so wie ich Schwermut beschrieben habe.

Überträgt man die Schwermut Trakls auf den Mythos von Narziss und Echo, so schaut sich der Narziss Trakl auf seinem Weg in die Abgeschiedenheit und den Tod immer wieder nach seiner Schwester (Echo) um und küsst sie. Aber auch er kann sich mit ihr nicht wirklich vereinen, weil er seinen schicksalshaften Weg in die Abgeschiedenheit weiter gehen muss. Gleich Echo ist die Schwester unfähig, dem Bruder zu folgen und den vereinigenden „Einklang" zu erzielen.

Melancholie ist aber auch eine Erfahrung unserer Zeit (Derveaux, 2002). Es lösen sich zunehmend die Grenzen auf um den hohen Preis, unsere Individualität zu verlieren. Am flugzeuggestörten Himmel bedroht uns ein blauer Stern mit dem unausweichlichen Tod, den wir nicht erklären können. Diese existenzbedrohende Stimmung hat mit einem biologischen Nicht-Können wenig zu tun, sie kommt aus einem tieferen Wirklichkeitserleben, das uns schwermütig macht.

Handlungstherapie der Depression

Die Methode jedweder Psychotherapie der Depression hängt davon ab, welches theoretische Modell der Depression zugrunde liegt (Akiskal und McKinney, 1975). Man kann die therapeutischen Ansätze im Wesentlichen in vier Kategorien einteilen, nämlich in einen intrapsychischen (zB Beck et al, 1979; Freud, 1917), einen interpersonellen (Klerman et al, 1984; Safran, 1990), einen verhaltenstherapeutischen (Ferster, 1973) sowie einen biologischen Ansatz (Akiskal und McKinney, 1975). Eine gewisse Eigenständigkeit beansprucht McCullough (2006) mit seiner Psychotherapie der chronischen Depression, indem er von einer biopsychosozialen Sichtweise der Depression ausgeht und ein „Cognitive Behavioral Analysis System of Psychotherapy" entwickelt hat.

Obwohl ich eigentlich Psychoanalytiker bin, beruhen meine therapeutischen Entwicklungen auf einer neuen Handlungstheorie, Volitronics-Prinzip genannt (Mitterauer, 2007a). Der Begriff „Volitronics" kommt aus dem Englischen (Volition: = Wille) und beschreibt ganz allgemein eine Technik bzw. Methode, wie man Willensprozesse zum Erfolg bringen kann. Willensprozesse sind von Intentionen (Programmen, Wünschen, Bedürfnissen, Sehnsüchten etc.) getragen, die der Mensch verwirklichen will. Das Volitronics-Prinzip ist ein neues System, mit dessen Hilfe Intentionen unter dem Kriterium der Machbarkeit analysiert und zielführende Entscheidungsprozesse erarbeitet werden können. Diese Methode ist sowohl für psychisch gesunde (Selbsterfahrung) als auch für psychisch kranke Menschen anwendbar. Sie ist in meinem Buch „Therapie von Entscheidungskonflikten. Das Volitronics-Prinzip" (2007a) in Theorie und Praxis beschrieben.

Was die therapeutische Anwendung des Volitronics-Prinzips bei der Depression betrifft, so liegt die wesentliche Störung des Depressiven in seiner Hyperintentionalität (Mitterauer, 2004a). Damit ist

ausgedrückt, dass Menschen, die unter schweren Depressionen leiden, viel zu viel wollen, sodass sie in einen Zustand der Ohnmacht
geraten, wo so gut wie gar nichts mehr gemacht werden kann. Hier
benötigen wir daher therapeutische Strategien, die zunächst das
Handlungspotenzial aktivieren und schließlich die Hyperintentionalität strukturieren. Wir können aber bei der Therapie der Depression nicht mit der kognitiven Analyse der intentionalen Programme
beginnen, weil diese dem Depressiven aufgrund des Verlustes des
Selbstverständnisses (Mitterauer, 1994) nicht ausreichend zugänglich
sind und eine Traumanalyse ebenfalls nicht möglich ist, sondern wir
müssen den existenziellen Entscheidungskonflikt (depressive Ambivalenz) über die Selbsterfahrung durch Handeln zu lösen versuchen.
Das Volitronics-Prinzip muss bei der Depression daher von vornherein als Handlungstherapie eingesetzt werden.

Wir verfügen heute über zahlreiche Behandlungsmethoden der
Depression (Jones, 2004). Bekanntlich werden seit Jahren große Anstrengungen unternommen, psychotherapeutische Methoden der
Depressionsbehandlung zu entwickeln. Ich möchte hier nur die kognitive Therapie der Depression erwähnen. Um den handlungsthe-
oretischen Ansatz besser abzugrenzen, sei aus der Vielzahl gängiger
Therapien die kognitive Therapie kurz herausgegriffen und kritisch
beleuchtet. Der Versuch, den Menschen in erster Linie als denkendes
Wesen zu verstehen, wurzelt tief in der abendländischen Geistesge-
schichte. Es verwundert deshalb nicht, dass wir bis heute noch über
keine operationsfähige Handlungstheorie verfügen. Diese „Kopflas-
tigkeit" kommt auch voll in der kognitiven Therapie der Depression
zum Tragen. Während Perris (1990) – wie viele Autoren – von der
kognitiven Therapie als „eine aussichtsreiche Innovation in der Behandlung der Geisteskrankheiten" überzeugt ist, weisen Giles und
Shaw (1987) bei depressiven Frauen nach, dass die Depression kein
einheitlich kognitives Phänomen ist und kognitive Variablen nicht
für alle Depressionen primär vorhanden sein dürften. Hier hakt unser Forschungsansatz ein, indem wir kognitive Symptome auf der
Grundlage der intentionalen Handlungssysteme des Gehirns zu verstehen versuchen und nicht umgekehrt. Bei der kognitiven Therapie geht es hingegen im Wesentlichen darum, dass der Depressive
wieder positiv denken lernt. Umdenken ist aber nur bei leichten
Verstimmungen – ohne biologisch bedingte Grundstörung – möglich. Der am Grunde seiner Existenz gestörte depressive Patient –

wie wir ihn täglich erleben – ist unfähig, mit Hilfe rein kognitiver Programme wie Gespräche, Umdenken, positives Denken etc. sein Selbstverständnis wiederzuerlangen.

Diesem Denkansatz kognitiver Therapien steht geradezu diametral die handlungsorientierte Therapie der Depression gegenüber (Mitterauer, 1993; 2003b). Im Sinne Günthers, dem Philosophen der Kybernetik, besagt die These, auf der unsere biokybernetische Hirntheorie beruht, dass der Mensch durch Nachdenken über sich selbst sich nicht wirklich selbst erkennen kann. Denn, was er in seinem Inneren findet, das ist nicht er selbst, sondern eben das allgemeine Bild jenes Universums, das er nicht ist. Selbsterkenntnis aber kommt dem Menschen dadurch, dass er durch seine Handlungen und Werke erfährt, worin seine Einzigartigkeit wirklich besteht. Also, nur an seinen Taten und Werken kann man sich selbst erkennen.

Was die handlungstherapeutischen Strategien betrifft, so sind sie zwar bei allen Depressionen dieselben, die Reihenfolge ihrer Anwendung hängt jedoch vom Schweregrad der Depression ab. Bei mittelschweren oder leichten Depressionen wird sogleich von dem Ergebnis der Verhaltensanalyse (SSV) ausgegangen und mit der Aktivierung bzw. Verstärkung von Verhaltensmodalitäten begonnen, welche ungestört vorhanden sind. Diese konstruktive Selbsterfahrung wirkt sich dann auch – bei gleichzeitiger biologischer Basistherapie – positiv auf die Stimmungslage aus. Im Folgenden möchte ich jedoch versuchen, die handlungstherapeutischen Strategien bei schweren Depressionen schrittweise darzulegen.

Handlungstherapeutische Strategien

Wie geht man nun konkret vor, wenn die Handlungstherapie eines depressiven Patienten wirksam sein soll? Am Beginn jeder Behandlung muss das beim Patienten noch vorhandene Handlungspotenzial erkannt und erörtert werden.

Die selbstbezogenen Handlungsschritte

An erster Stelle steht hier die

→ *Selbsterkennung:* Was kann der Patient noch? Was will er von dem, was er kann, tun?

Genau so wichtig ist die

→ *Selbsterörterung*: Wo will er was tun? Es muss der passende Ort erkannt bzw. gefunden werden, eine Erörterung im wahrsten Sinne des Wortes.

Für die perfektionistische Psyche des Depressiven (Mitterauer, 1978; Pritz und Mitterauer, 1977) ist die Seinsfrage des passenden Ortes gleichbedeutend mit seiner Handlungsperfektion. Sind nun irgendeine Tätigkeit und ein dafür passender Ort gefunden, so wird der Patient aufgefordert, diese Tätigkeit spontan auszuführen. Dabei ergibt sich die Schwierigkeit, dass der Depressive immer gleich etwas Wichtiges, Wertvolles bzw. Anerkanntes machen will, womit er aber in der Depression überfordert ist. Hat man mit dem Patienten einen ausreichend guten Kontakt, so akzeptiert er auch, dass es nur darum geht, irgendetwas zu tun. Es gibt also keine Banalitäten. Verlässt er beispielsweise nach Tagen zum ersten Mal das Zimmer, um 5 Minuten fernzusehen, so ist das gut so. Das muss ihm (ihr) auch immer wieder gesagt werden.

→ *Selbsterfahrung*: Gewolltes Handeln am passenden Ort.

Gerade diese scheinbar minimale Selbsterfahrung, doch noch etwas tun zu können, hat meist eine enorme Wirkung. Die Urerfahrung, noch zu funktionieren, weckt oft schon in den nächsten Tagen das Bedürfnis, auch etwas anderes zu tun. Dabei muss der Therapeut bzw. Arzt für jede neue Tätigkeit auch den für den Patienten passenden Ort herausfinden und, wenn irgendwie möglich, bereitstellen. Beispielsweise Massagen im eigenen Zimmer und nicht im physikalischen Institut. Ist die Ortsfrage nicht lösbar, so ist es notwendig, diese Aktivität des Patienten – zumindest vorübergehend – nicht zu realisieren.

Macht der Patient durch mehrere Tage – in der Regel innerhalb von ein/zwei Wochen – die Erfahrung, dass er ja einiges tun kann, so hellt sich bereits jetzt die Stimmung etwas auf. Damit verbunden ist, dass es ihn nun mehr oder weniger nach Tätigkeiten drängt, die er mit jemandem gemeinsam machen will. Somit hat er die drei selbstbezogenen Handlungsschritte Selbsterkennung, Selbsterörterung und Selbsterfahrung ausreichend praktiziert.

Im nächsten Behandlungsschritt wiederholen sich die ersten, jedoch kommunikativ. Dabei handelt es sich im Wesentlichen um eine gewollte Tätigkeit mit einem passenden Partner.

Kommunikative Handlungsschritte

Hier geht es in erster Linie um

→ *das Erkennen gemeinsamer Handlungsmöglichkeiten:* Gemeinsame Handlungsmöglichkeiten müssen erkannt werden: Was kann der Patient mit wem tun?

→ *Die Erörterung gemeinsamen Handelns:* Das gemeinsame Handeln muss erörtert werden: Wo wollen wir etwas tun? Wo ist der passende Ort? Was ist das passende Kommunikationsmittel (Sehen, Hören, Berühren etc.)? Hier ist es wichtig, die bevorzugte Sinnesqualität des Patienten herauszufinden. Für einen visuellen Typ kann im Zustand der Depression zB Musik hören quälend sein.

→ *Die Erfahrung gemeinsamen Handelns:* Hier wollen und können wir gemeinsam etwas tun. Die therapeutischen Strategien sind in diesem Stadium der Behandlung noch sehr differenziert anzuwenden. Daher muss in den ersten Behandlungstagen ein regelmäßiger mehrmaliger täglicher Kontakt mit dem Patienten von ein und demselben Therapeuten garantiert sein.

Klappen nun eine oder mehrere kommunikative Tätigkeiten im Sinne der gemeinsamen Erfahrung, dann muss das Prinzip „Handeln ist immer gut, wenn es nur funktioniert" geändert werden. Während die Patienten ihre handlungsbedingte Selbsterfahrung in den ersten Tagen als befreiend und positiv erleben, meldet sich alsbald das strenge Gewissen bzw. die perfektionistische Persönlichkeit. Gleichzeitig merken Depressive zunehmend, dass sie noch viel mehr und Wichtigeres als das in den letzten Tagen Praktizierte tun möchten.

Therapeutische Programmierung

Nun muss vom Therapeuten gemeinsam mit dem Patienten ein Handlungsprogramm erstellt werden, welches streng einzuhalten ist. Dabei gehen wir so vor:

→ *Analyse des Handlungspotenzials und Reflexion der Programme,* die den Patienten in seiner Lebensgeschichte determinieren. Der Patient wird gebeten, alle Tätigkeiten, die er zurzeit ausüben möchte, aufzuschreiben und zwar unabhängig davon, ob sie durchführbar sind. Es sollen also zunächst seine Handlungswünsche, ohne Nachdenken über Sinn und Machbarkeit, spontan geäußert werden.

So wird sich beispielsweise ein depressiver Mann nach sechs Behandlungstagen seines enormen Handlungspotenzials bewusst. Er gibt 18
Tätigkeiten an, die für ihn zurzeit eine Rolle spielen (Tab. 5). Nun
wissen wir aber, dass der Depressive am liebsten alles gleichzeitig
machen möchte und noch dazu perfekt. Würde man ihn in diesem
Stadium der Behandlung einfach zum Handeln auffordern, so käme
er in einen Zustand der Polytendenz (Mitterauer, 1983), d. h. die vielen gleichzeitig bestehenden Handlungsintentionen würden erneut
zur Handlungsunfähigkeit führen.

Tabelle 5. Handlungspotential eines 40jährigen depressiven Mannees

– Busfahren (Beruf)	– Badehütte reparieren	– Besuche machen
– Arbeiten am Haus	– Fischen	– Holz arbeiten
– Segeln	– Reisen	– Bücher lesen
– Gymnastik	– Wandern	– Radio hören
– Modellbau	– eigenes Auto bauen	– Fahren beim Roten Kreuz
– Aushilfsarbeiten	– Testfahren	– Garage bauen

Bei einem depressiven Studenten hat sich beispielsweise herausgestellt, dass er seine Diplomarbeit in drei Monaten schreiben und die
Diplomprüfung am ersten Termin mit Auszeichnung machen wollte.
Ferner strebte er im Tennisclub die Nummer eins an. Mit Diplomab-
schluss sollte sofort geheiratet werden. Vorher wollte er aber noch
unbedingt mit seiner Braut einen Tanzkurs absolvieren, um mit ihr
beim Hochzeitswalzer ein „einmaliges Paar" darzustellen. Mit dem
Wohnungseinrichten hätten sie auch schon begonnen, da sei seine
„Zukünftige" noch „pingeliger" als er.

Bei der Modifizierung des Handlungsstrebens „moralischen Sittencode" beachten

Verfügt also der Patient, was fast immer der Fall ist, über ein Handlungspotenzial mit gleichzeitiger Ausführungstendenz, so muss der
Therapeut mit ihm gemeinsam sein Handlungsstreben modifizieren.
Dabei ist zunächst der lebensgeschichtlich determinierte „morali-
sche Code" (Sittencode) zu berücksichtigen. Um die von den Eltern
und Erziehern eingeprägten Gebote („du sollst") und Verbote („du

sollst nicht") herauszufinden, lässt man sich typische Situationen aus Kindheit und Jugend erzählen. Der Patient soll vor allem charakteristische Redewendungen der Eltern oder Erzieher wiedergeben. Man erfährt dann, dass der Patient gewohnt ist, sich streng an Gebote und Verbote zu halten. Ja, er braucht sie geradezu, sie gehören zu seiner Lebensauffassung und Persönlichkeitsstruktur.

→ *Handlungsstrukturierung durch Verbote und Gebote:* Da wir nun ein Stadium in der Behandlung erreicht haben, wo der Depressive Gefahr läuft, von seinem Nichtkönnen in ein Alleskönnen umzuschlagen, muss ein zurzeit machbares Handlungsprogramm erstellt werden, das aus Handlungsverboten und Handlungsgeboten besteht. Diese therapeutische Maßnahme kommt der Persönlichkeit des Depressiven entgegen und ist keine Schulmeisterei. Den richtigen Zeitpunkt für die therapeutische Programmmodifikation zu finden, bedarf der Erfahrung und ist sicher der kritische Punkt der gesamten Handlungstherapie. Wendet man diese Strategie nämlich zu spät an, kann der Patient in einen Zustand der Unruhe, Angst bzw. neuerlicher Depression bis hin zur Suizidalität geraten.

Am Beispiel des zuletzt gezeigten Handlungspotenzials eines Patienten soll nun kurz die Modifikation seines Handlungspotenzials demonstriert werden (Tab. 6). Man lässt den Patienten nun eine Gewichtung vornehmen, indem er die Wichtigkeit der einzelnen Tätigkeit mit Ziffern von 1 (höchste Priorität) bis 5 bewertet. Damit hat er auch schon aus seiner Sicht Prioritäten gesetzt. Die jeweils

Tabelle 6. Modifikation des Handlungspotentials durch Setzen von Prioritäten (Eigen- und Fremdbewertung)

– Busfahren (Beruf) 5 (1)	– Badehütte reparieren 1 (1)	– Besuche machen 4 (1)
– Arbeiten am Haus 3 (1)	– Fischen 3 (3)	– Holz arbeiten 4 (1)
– Segeln 1 (3)	– Reisen 4 (1)	– Bücher lesen 2 (3)
– Gymnastik 3 (1)	– Wandern 2 (1)	– Radio hören 2 (3)
– Modellbau 3 (3)	– eigenes Auto bauen 3 (1)	– Fahren beim Roten Kreuz 1 (1)
– Aushilfsarbeiten 1 (1)	– Testfahren 1 (2)	– Garage bauen 1 (2)

rechts stehenden Ziffern (in Klammern) geben die Bewertung der 18 Tätigkeiten des Patienten durch die Ehefrau wieder. Man erkennt, dass manche Tätigkeiten von beiden Partnern gleich hoch bewertet werden, bei anderen wieder bestehen gegenteilige Auffassungen. Auf der Grundlage dieser Selbstbewertung des Patienten und unter Einbeziehung der Einstellung des Partners werden von diesen 18 Aktivitäten jene verboten, welche für den Patienten ohnehin nicht so wichtig und gleichzeitig in der Partnerbeziehung aufgrund unterschiedlicher Auffassungen konfliktträchtig sind.

In diesem entscheidenden Stadium der Behandlung werden zunächst 14 Aktivitäten verboten und nur vier geboten. Wie aus Tab. 7 zu entnehmen ist, werden mit dem Patient bzw. seiner Frau vor allem Tätigkeiten, die Bewegung verlangen, festgelegt.

Tabelle 7: Modifikation des Handlungspotenzials durch Verbote und Gebote

– Garage bauen	– Arbeiten am Haus
1 (2)	3 (1)
– Wandern	– Badehütte reparieren
2 (1)	1 (1)

→ *Therapeutische Programmverwirklichung:* Nun wird der Patient zur therapeutischen Programmverwirklichung tagsüber beurlaubt. Auf diese Weise ist es ihm einige Tage hindurch möglich, sich genau an sein Handlungsprogramm zu halten. Diese Erfahrung gibt ihm eine weitere Erkenntnis über sich und seine Persönlichkeit, was wiederum Sicherheit mit sich bringt und zur Stimmungsstabilisierung beiträgt. Ab diesem Zeitpunkt kann auch die antidepressive Medikation erheblich reduziert werden.

Kreative Selbstprogrammierung des Patienten

Hat nun der Depressive das therapeutische Handlungsprogramm einige Tage exakt ausgeführt, so möchte er alsbald seine Alltagstätigkeiten selbst – ohne therapeutische Hilfe – programmieren, d. h. planen und gestalten. Damit ist er in das Stadium der kreativen Selbstprogrammierung eingetreten.

→ *Selbsterkenntnis durch Erfahrung:* Der Depressive beginnt von sich aus, den therapeutischen Prozess zu beenden, da er ja erfahren hat, dass sein eigenes Handeln es war, welches ihn aus der Depression herausgeführt hat, indem er sein Selbstverständnis wiedererlangt hat.

→ *Gestaltung eines eigenen Handlungsprogramms:* Nun übernimmt der Patient die Gestaltung eines Alltagsprogramms nach eigenen Vorstellungen.

Dabei hat er nicht nur erfahren, dass er in seinem Wesen sehr handlungspotent ist, sondern hat gleichzeitig auch gelernt, wie er mit seiner Handlungspotenz umzugehen hat.

Nun kann das Volitronics-Prinzip voll zum Tragen kommen. Die anfängliche therapeutische Strategie, Handlungsverbote auszusprechen, schlägt in einen Verwerfungsstil um. Der Patient erfährt nämlich, dass er zur Verwirklichung von Intentionen hoher Priorität andere Intentionen verwerfen muss (Mitterauer, 2007).

→ *Kreative Selbstverwirklichung des selbstprogrammierten Alltags:* Das Ziel der Handlungstherapie ist nun erreicht, da der Patient nicht nur sein Selbstverständnis wiedererlangt hat, sondern – seinem Handlungspotenzial entsprechend – den Alltag selbst strukturiert und damit selbst verwirklicht.

Während die drei selbstbezogenen Handlungsschritte unbedingt am Beginn der Therapie praktiziert werden müssen, können die kommunikativen Handlungsschritte sowie die therapeutische Programmierung in individueller Reihenfolge durchschritten werden.

Indirekte Modifikation der „Drang-Verhaltensmodalitäten"

Der aufmerksame Leser wird sich nun fragen, wie geht die Handlungstherapie mit den Drang-Modalitäten im Sinne des Ständig-tun-Müssens depressiver Patienten um? Wie bereits dargelegt, sind diese persistierenden Extrempositionen depressiven Verhaltens über einen längeren Zeitraum wesentlich biologisch determiniert. Die dafür verantwortliche synaptische Imbalanz kann daher zunächst nur durch eine biologische Therapie balanziert werden. Die biologische Therapie erreicht dieses Ziel – abgesehen von spontanen Remissionen – jedoch meist nicht vollständig, sodass eine wirkliche Normalität des Alltagsverhaltens erst durch eine zusätzliche Handlungstherapie erreicht werden kann.

Dabei geht es zunächst um eine Aktivierung des eingefrorenen Handlungspotenzials – also von Verhaltensmodalitäten, die derzeit nicht ausgeführt werden können. Die Drang-Modalitäten werden hingegen durch therapeutische Strategien nicht direkt beeinflusst, sondern reduzieren sich indirekt mit der Zunahme bzw. Machbarkeit von anfänglich nicht ausführbaren Verhaltensmodalitäten im Sinne des Nicht-tun-Könnens. Man kann daher die Drang-Modalitäten gewähren lassen, bis sich die synaptischen Systeme wieder einigermaßen balanzieren. Diese Vorgangsweise erleben die Patienten als eine Art therapeutische Empathie, weil sie gerade die Drang-Modalitäten besonders belasten und oft Schuldgefühle damit einhergehen. Wenn sie der Therapeut aber als gegeben erachtet, wirkt diese therapeutische Einstellung für die Patienten entlastend.

Bei Patienten, die an einer Akzeptanzdepression leiden, müssen besonders destruktive Extrempositionen (beispielsweise ein „kleptomanes Verhalten") durch Handlungsverbote eingeschränkt werden. Dieses therapeutische Vorgehen können Depressive vom Akzeptanztyp dann meist – unterstützt durch eine antidepressive Medikation – annehmen und einhalten.

Heraustreten aus der Ohnmacht eines circulus diabolicus

Man kann den Zustand, in dem sich der Depressive befindet, als Teufelskreis darstellen (Abb. 17). Die psychobiologische Grundstörung führt zu einer unpassenden, leidvollen Lebenssituation, diese wiederum zum Verlust des Selbstverständnisses des Patienten. Der Verlust des Selbstverständnisses wirkt sich negativ auf die Grundstörung aus

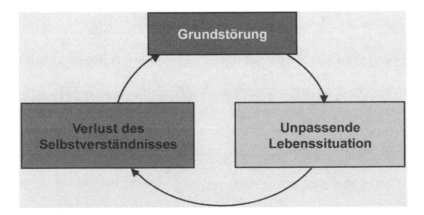

Abb. 17. Circulus diabolicus der Depression

und so fort. In systemtheoretischer Terminologie besteht dieser Regelkreis aus permanenten negativen Rückmeldungen, ein circulus diabolicus also.

Beeinflusst man nun die Grundstörung durch eine biologische Therapie und erzeugt das Selbstverständnis durch Handlungstherapie, so kommt es zu einer Kreisumkehr, d. h. der Teufelskreis wird durchbrochen. Indem die antidepressive Basistherapie, insbesondere bei schweren Depressionen, eine Handlungstherapie ermöglicht, macht der Patient allmählich wieder die Erfahrung, dass er ja noch etwas kann. Damit findet er schrittweise zu seinem Selbstverständnis zurück. Dieses zunehmende Funktionserlebnis wirkt sich positiv auf seine leidvolle, bisher unpassende Alltagssituation aus, was wiederum die Grundstörung positiv beeinflusst, sodass die Medikation reduziert werden kann. Da nun der Regelkreis aus positiven Rückmeldungen besteht, kommt es zur Kreisumkehr und der circulus diabolicus wird durchbrochen, ein circulus therapeuticus entsteht (Abb. 18).

Nicht nur über sich selbst denken, sondern auch handeln!

Unsere bisherigen Erfahrungen haben gezeigt, dass die Handlungstherapie der Depression, insbesondere für schwere Fälle, aus dem Patt subchronischer oder chronischer Verläufe herausführen kann. Bei

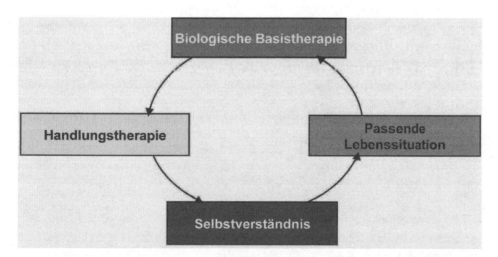

Abb. 18. Durchbrechen des circulus diabolicus einer Depression durch antidepressive Basistherapie

Depressionen leichteren Grades kann die Handlungstherapie auch als Monotherapie – ohne biologische Basisbehandlung – ambulant durchgeführt werden.

Wir sind als Ärzte gewohnt, Ohnmacht mit Bewusstlosigkeit zu verbinden. Wir tun alles, dass der Ohnmächtige sein Bewusstsein wiedererlangt. Beim Depressiven ist es jedoch umgekehrt. Er ist sich der Sinnlosigkeit seiner leidvollen Lebenssituation voll bewusst, aber trotzdem ohnmächtig. Mit Vorsicht und Einfühlung müssen wir ihm helfen, dass er in einer passenden Welt wieder handeln kann. Denn nicht durch Nachdenken über sich selbst, sondern durch die Erfahrung, etwas Gewolltes gemacht zu haben, wird aus Bewusstsein Selbstbewusstsein und damit Lebenssinn.

Therapie von Entscheidungskonflikten als Prophylaxe depressiver Episoden

Auch wenn die Patienten von sich aus die Psychotherapie als abgeschlossen betrachten und weiterhin auf ein Antidepressivum eingestellt sind, wird ihnen als Prophylaxe weiterer depressiver Episoden eine Therapie von aktuellen Entscheidungskonflikten nach dem Volitronics-Prinzip angeboten. Wie wir wissen, bedeutet für zur Depression neigende Persönlichkeiten ein Ambivalenzkonflikt einen besonderen Stress, da ihre perfektionistische Persönlichkeitsstruktur auf ein Nichtfunktionieren sehr empfindlich reagiert. Eine derartige Stress produzierende Entscheidungsschwäche kann wiederum zu synaptischen Imbalanzen führen, sodass eine erneute biologisch determinierte depressive Episode auftritt. Eine kurzfristige Therapie des Entscheidungskonfliktes kann sich daher episodenprophylaktisch positiv auswirken.

Zusammenfassend gehen wir bei der Therapie von Entscheidungskonflikten wie folgt vor:

1. *Analyse aller Themenbereiche*, welche die Entscheidungsprozesse des (der) zur Depression neigenden Person determinieren:

a) Psychobiologische Diagnostik:
Zusätzlich zu den gängigen Untersuchungsverfahren werden die Fragebögen der Akzeptanz und Verwerfung sowie der SSV eingesetzt.

b) Eingehende Anamnese:

Diese Informationen sind meist bereits aus der Depressionsbehandlung bekannt.

c) Analyse der intentionalen Programme:

Analyse der bewussten Intentionen

Analyse der unbewussten Intentionen durch Traumanalysen.

2. *Analyse der Machbarkeit* der intentionalen Programme in der jeweiligen Umweltsituation:

a) Unter Ich-Perspektive

b) Unter Du-Perspektive.

3. *Machbarkeitsprogrammierung:*

a) Prioritäten setzen der intentionalen Programme

b) Verwerfung des nicht Machbaren.

Bezüglich der konkreten Durchführung dieser Therapie, aufgezeigt an Fallbeispielen, erlaube ich mir, auf die Monographie (Mitterauer, 2007a) zu verweisen.

Statistische und kasuistische Empirie

Statistische Untersuchungsergebnisse

Es handelt sich um zwei Studien (Rothuber et al, 2007; Leibetseder et al, 2008), in welchen die Salzburger Subjektive Verhaltensanalyse (SSV) an Patienten mit einer depressiven Episode durchgeführt wurde.

Salzburger Subjektive Verhaltensanalyse an 30 Patienten mit einer depressiven Episode

Von den 30 Patienten waren 19 Frauen mit einem Durchschnittsalter von 37 Jahren und 11 Männer mit einem Durchschnittsalter von 45 Jahren. Die Kontrollgruppe bestand aus 24 Frauen (Durchschnittsalter 26 Jahre) und sechs Männern (Durchschnittsalter 44 Jahre). Die primäre psychiatrische Diagnose der Patientengruppe war eine depressive Episode (major depressive disorder, DSM IV, 296.32). Dabei wurden folgende Komorbiditäten diagnostiziert: Bulimia nervosa (300.02); generalisierte Angststörung (309.81), posttraumatische Belastungsstörung (308.3); akute Stressstörung (301.9) sowie Persönlichkeitsstörung (301.81). Mehrfachdiagnosen wurden bei sechs Patienten gestellt. Sowohl bei den Patienten als auch bei der Kontrollgruppe wurden die Hamilton-Depressions-Skala als auch die Salzburger Subjektive Verhaltensanalyse angewandt. Damit wurde unsere Hypothese der depressiven Grundstörung überprüft.

Untersuchungsergebnisse

Abb. 19 gibt das Ergebnis des SSV aller 30 Patienten wieder. Wie bereits auf den ersten Blick zu ersehen ist, leiden die depressiven Patienten nicht nur an einem depressiven Nicht-Tun-Können („nie"), sondern auch an einem depressiven Tun-Müssen („ständig"). Lediglich bei „sich freuen" und „zuhören", finden sich in dieser Studie keine Extrempositionen im Sinne eines zeitweise ständigen Tun-Müssens.

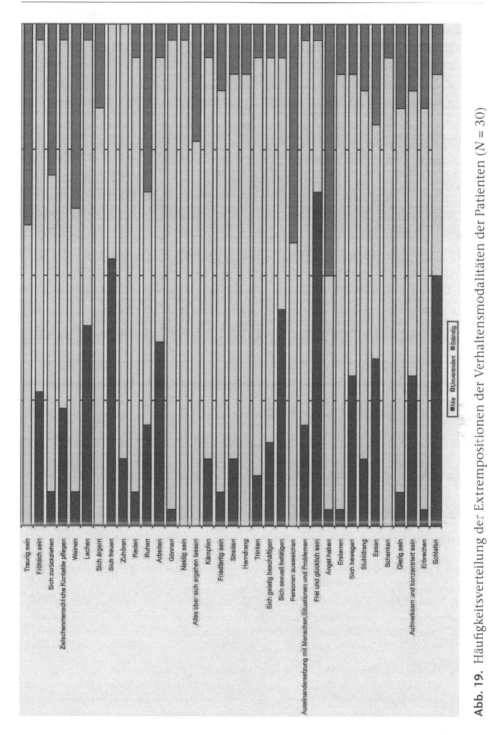

Abb. 19. Häufigkeitsverteilung der Extrempositionen der Verhaltensmodalitäten der Patienten ($N = 30$)

Nimmt man beide Arten der Extrempositionen (nie bzw. ständig) zusammen, so sind die Extrempositionen in allen Verhaltensmodalitäten aufgetreten. Die durchschnittliche Anzahl der Extrempositionen
pro Patient beträgt ungefähr 11 (siehe Tab. 8). Insgesamt hat die Verhaltensanalyse 340 Extrempositionen gezeigt. Die Patienten konnten jedoch nur 51 davon subjektiv erklären. In der Kontrollgruppe
trat hingegen nur bei zwei Personen jeweils eine Extremposition auf,
für welche sie jedoch eine Erklärung hatten.

Der durchschnittliche Hamiltonscore in der Patientengruppe betrug 24,10 ± 7.884 (SD). Dabei konnte eine signifikante Beziehung
zwischen der Häufigkeit des Auftretens von Extrempositionen im
SSV und dem Hamiltonscore berechnet werden (Spearman Koeffi-
zient r = 0,44; p = 0,02). Diesbezüglich zeigte sich kein wesentlicher
Unterschied zwischen weiblichen und männlichen Patienten (siehe
Tab. 8).

In dieser Studie konnten wir zunächst die Hypothese des Auftretens von Extrempositionen in depressiven Episoden nachweisen, die
kognitive Hypothese der depressiven Grundstörung beruht jedoch
wesentlich auf dem klinischen Eindruck. Es war daher erforderlich,
in einer weiteren Studie auch eine Sprachanalyse bezüglich der Be-

Tabelle 8. Vergleich der Häufigkeitsverteilung des Hamiltonscores und der
Extrempositionen der Verhaltensmodalitäten in der Patientengruppe ($N = 30$)

	Minimum	Maximum	Mittelwert	Standardabweichung (SD)
Gesamtgruppe				
Hamiltonscore	11	42	24,10	7,884
Extrempositionen	2	21	11,40	4,606 ($r = 0,44$; $p = 0,02$; s)
Frauen ($n = 19$)				
Hamiltonscore	11	42	22,47	9,027
Extrempositionen	2	21	11,68	5,143
Männer ($n = 11$)				
Hamiltonscore	22	36	26,91	4,460
Extrempositionen	5	16	10,91	3,673
				s = signifikant

schreibungs- und Erklärungsfähigkeit eines Patienten, was das Auftreten von Extrempositionen betrifft, durchzuführen.

Salzburger Subjektive Verhaltensanalyse und Analyse kognitiver Prozesse depressiver Patienten

An dieser Studie nahmen 90 Personen teil. Die Stichprobe Depressiver bestand aus 33 Personen (weiblich N = 21; männlich N = 11; N = 1 ohne Angabe). Die Stichprobe Nicht-Depressiver bestand aus 57 Personen (weiblich N = 34; männlich N = 23). In die Stichprobe Depressiver wurden alle jene Personen aufgenommen, die den Kriterien des DSM IV zufolge ausschließlich an einer Major Depression litten und auf der Hamilton Depressionsskala einen Wert von X = 25 überschritten. Personen mit Komorbiditäten wurden in die Stichprobe nicht aufgenommen. Für die Teilnahme an der Untersuchung konnten stationäre Patienten der Landeskliniken Salzburg unmittelbar nach ihrer Aufnahme gewonnen werden.

In die Stichprobe Nicht-Depressiver wurden alle jene Personen aufgenommen, die noch nie an einer Major Depression gelitten hatten und auf der Hamilton Depressionsskala einen Wert von X = 20 unterschritten. In der Stichprobe Nicht-Depressiver absolvierten 10 Personen die Pflichtschule und eine Lehre, 40 die Matura und 7 ein Studium. In der Stichprobe Depressiver absolvierten 8 Personen die Pflichtschule und eine Lehre, 10 die Matura und 15 ein Studium. Beide Gruppen unterschieden sich nicht hinsichtlich ihrer sprachlichen Intelligenz. Die durchschnittliche intellektuelle Ausstattung der Stichprobe depressiver Patienten beträgt M = 108.66 (SD = 22). Die mittlere intellektuelle Ausstattung der Stichprobe nicht-depressiver Personen beträgt N 110.81 (SD = 13.18). Die Gruppe Depressiver umfasste bei einem Mittelwert von M = 47,3 (SD = 17) mehr ältere Personen als die Gruppe Nicht-Depressiver, deren mittleres Alter M = 32,12 (SD = 13) betrug.

Methodisch wurde folgendermaßen vorgegangen: Die Versuchspersonen wurden aufgefordert, den Ausprägungsgrad einer Veränderung der jeweiligen Verhaltensmodalität (N = 35) im SSV festzulegen. Wie schon dargelegt, geht es dabei um ein zeitweises „nie" oder „ständig". Leichte, nicht depressionsrelevante Ausprägungen sind als „seltener" oder „öfter" festgehalten. Der Vergleichszeitraum ist bei Depressiven ein erinnerter Normalzustand, bei der Kontrollgruppe eine Woche vor der Befragung. Anschließend sollten die Verhaltensveränderungen beschrieben und erklärt werden. Die Antworten wurden wörtlich protokolliert und einer semantisch-syntaktischen Analyse unterzogen.

Als Beschreibung gilt jede Benennung bzw. Aufzählung von Merkmalen und Ereignissen, die nur in lokale oder temporale Relationen eingebunden oder in einem Relationssatz verknüpft sind. Zur Beschreibung gehören sämtliche Teil-Ganzes-Beziehungen und die Ober-Unterbegriffsrelationen. Als Erklärung gilt jede Relation zwischen zwei Merkmalen oder Ereignissen, derzufolge zumindest ein Merkmal oder Ereignis das Eintreten oder Ausbleiben und die Fortsetzung oder Beendigung des anderen beeinflusst. Die Kategorien des Kodierungsschemas, die diese Definition konkretisieren, wurden dem computerlinguistischen Ansatz von Helbig (2008) entnommen. Jedes Merkmal der Protokolle, das einer der aufgelisteten Kategorien entsprach, wurde zu einem Gesamtwert für Beschreibung und für Erklärung pro Item aufsummiert. [Bezüglich der methodischen Einzelheiten wird auf Leibetseder et al (2008) verwiesen.]

Ergebnisse

Bei allen 35 Verhaltensmodalitäten treten Extrempositionen auf (Abb. 20). Es handelt sich insgesamt um 1155 Extrempositionen. Die durchschnittliche Anzahl an Extrempositionen pro Patient liegt bei 9.26 ± 3.741 (SD). Wenn man depressive Männer und depressive Frauen vergleicht, so zeigt sich ein Geschlechterunterschied hinsichtlich der Häufigkeit des Auftretens von Extrempositionen ($t_{(1)}$ = 31.678; p = 0.02). Depressive Männer litten unter durchschnittlich mehr Extrempositionen als depressive Frauen (M = 9.05; SD ± 3.12; Tab. 9). Der durchschnittliche Hamiltonscore lag bei den Patienten bei 20.36 ± 6.274 (SD). Zwischen Männern und Frauen zeigte sich ein signifikanter Geschlechterunterschied ($t_{(1)}$ = 226.0; p = 0.003). Depressive Männer hatten einen durchschnittlich niedrigeren Hamiltonscore als depressive Frauen (M = 20.43, SD ± 6.329). Bei depressiven Patienten (M = 1.80), SD ± 0.11) traten durchschnittlich zehnmal häufiger die beiden Arten von Extrempositionen auf als bei nicht depressiven Personen (N = 0.18, SD ± 0.03).

Die Fähigkeit der Beschreibung der Extrempositionen unterscheidet sich hinsichtlich ihrer Häufigkeit in der Patientenstichprobe sig-

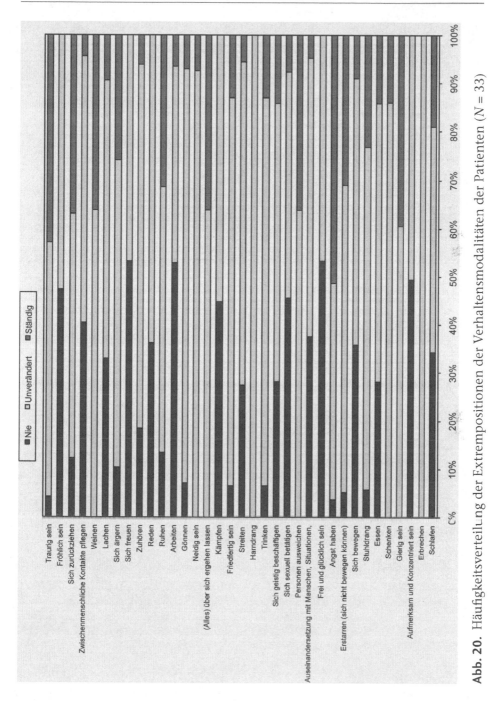

Abb. 20. Häufigkeitsverteilung der Extrempositionen der Verhaltensmodalitäten der Patienten ($N = 33$)

Tabelle 9. Vergleich der Häufigkeitsverteilung des Hamiltonscores und der Extrempositionen der Verhaltenmodalitäten in der Patientengruppe ($N = 33$)

	Minimum	Maximum	Mittelwert	Standardabweichung (SD)
Gesamtgruppe				
Hamiltonscore	11	38	20,36	6,274 (S)
Extrempositionen	3	16	9,26	3,741
Frauen ($n = 19$)				
Hamiltonscore	11	38	20,43	6,329 ($t_1 = 226{,}0$; $p = 0{,}003$; s)
Extrempositionen				
Männer ($n = 11$)				
Hamiltonscore	11	29	20,25	6,454
Extrempositionen	3	16	9,64	4,822 ($t_1 = 31{,}678$; $p = 0{,}02$; s)
				s = signifikant

Tabelle 10. Vergleich der Häufigkeitsverteilung von Beschreibung und Erklärung der Extrempositionen in der Patientengruppe ($N = 33$)

	Mittelwert	Standardab- weichung	Minimum	Maximum
Beschreibung				
Nie	1,9218	1,0247	0	4,0 ($t_1 = 27{,}055$; $p = 0{,}024$; s)
Ständig	1,7848	1,1408	0	4,25
Erklärung				
Nie	1,8403	1,0540	0	4,40 ($t_1 = 18{,}327$; $p = 0{,}035$; s)
Ständig	1,6503	1,0898	0	4,14
				s = signifikant

nifikant voneinander ($t_{(1)} = 27.055$; $p = 0.024$). Bei „Nie" ($M = 1.9218$, $SD \pm 1.0247$) wurden durchschnittlich häufiger destruktive Angaben als unter der Extremposition „Ständig" ($M = 1.7848$, $SD \pm 1.1408$) gemacht (Tab. 10).

Die Fähigkeit zur Erklärung der Extrempositionen unterscheidet sich ebenfalls hinsichtlich ihrer Häufigkeit in der Patientenstichprobe signifikant voneinander ($t_{(1)}$ = 18.327; p = 0.035). Bei „Nie" (M = 1,8 × 403; SD ± 1.0540) wurden durchschnittlich häufiger Erklärungen angegeben als bei „Ständig". (M = 1,6503, SD ± 1.0898; Tab. 10).

Wie zu erwarten, zeigte der SSV bei den 57 nicht-depressiven Probanden bei 1995 Verhaltenspositionen lediglich 25mal Extrempositionen (Abb. 21). Die durchschnittliche Anzahl an Extrempositionen pro Proband liegt bei 2.78, SD ± 1,394; (Tab. 11). Wenn man die Männer und Frauen in der Kontrollgruppe vergleicht, so zeigt sich hinsichtlich der Häufigkeit, mit der Extrempositionen aufgetreten sind, kein Geschlechterunterschied. Der durchschnittliche Hamiltonscore der Kontrollgruppe liegt bei 4.77 SD ± 4.929). Es zeigte sich kein Geschlechterunterschied.

Tabelle 11. Vergleich der Häufigkeitsverteilung des Hamiltonscores und der Extrempositionen der Verhaltensmodalitäten in der Kontrollgruppe (N = 57)

	Minimum	Maximum	Mittelwert	Standardabweichung (SD)
Gesamtgruppe				
Hamiltonscore	0	19	4,77	4,929
Extrempositionen	1	5	2,78	1,394
Frauen (n = 34)				
Hamiltonscore	0	19	5,36	5,332
Extrempositionen	1	4	2,5	1,578
Männer (n = 23)				
Hamiltonscore	0	14	3,91	4,252
Extrempositionen	2	5	3,33	1,528 (t_1 = 7,024; p = 0,09; ns)
				ns = nicht signifikant

Depressive Patienten zeigen zwar dasselbe kognitive Muster wie nicht-depressive Personen, tendieren aber dennoch in einem höheren Ausmaß zur Beschreibung und Erklärung ständig oder nie auftretender Verhaltensmodalitäten als nicht depressive Personen. Die Hypothese, dass Depressive ihre extremen Verhaltensauslenkungen beschreiben, aber sich meist nicht überzeugend erklären können, hat

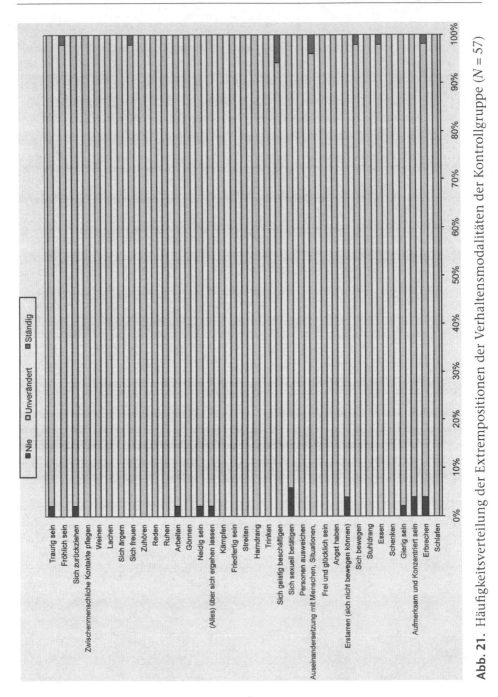

Abb. 21. Häufigkeitsverteilung der Extrempositionen der Verhaltensmodalitäten der Kontrollgruppe ($N = 57$)

die semantisch-syntaktische Analyse der vorliegenden Studie statistisch nicht bestätigt (siehe Leibetseder et al, 2008).

Interpretation

Wie schon in unserer ersten Studie konnte die Hypothese, dass es bei der depressiven Grundstörung zu Extremauslenkungen der Verhaltensmodalitäten kommt, auch in dieser Studie bestätigt werden. Anders verhält es sich scheinbar mit unserer Annahme, dass es in der Depression zu einem Verlust des Selbstverständnisses kommt. Diesbezüglich ist das statistische Ergebnis der Sprachanalyse von Beschreibung und Erklärung differenziert zu betrachten.

Was die Sprachanalyse zeigt, ist, dass die kognitive Fähigkeit zur Erklärung in der Depression zwar erhalten bleibt, wenn man sich rein an der sprachlichen Ausdrucksweise des Patienten orientiert, bei einem weiteren Nachfragen sich jedoch meist herausstellt, dass die Erklärung einen Versuch der Patienten darstellt, der ihn (sie) jedoch nicht wirklich selbst überzeugt. Es handelt sich dabei um eine Suche nach Selbsterklärung, was wir an Hand zahlreicher Fallbeispiele protokollarisch demonstrieren können. Die Patienten sind sich nämlich ihres vergeblichen Bemühens nach einer überzeugenden Erklärung der depressiven Verhaltensstörung bewusst und leiden sehr darunter, sodass man diesen Zustand als Verlust des Selbstverständnisses charakterisieren kann. Wenn allerdings subjektiv und objektiv auslösende Faktoren für eine oder mehrere Extrempositionen verantwortlich sind, dann handelt es sich um eine reaktive Komponente der depressiven Grundstörung, früher endo-reaktive Depression genannt.

Ein interessantes Ergebnis dieser Studie ist fernerhin, dass depressive Männer einen niedrigeren Hamiltonscore haben als depressive Frauen, im SSV sich hingegen bei Männern mehr Extrempositionen zeigen. Könnte es sein, dass sich das Vorurteil des häufigeren Auftretens von Depressionen bei Frauen als bei Männern (Möller-Leimkühler, 2008) durch eine umfassendere Depressionsdiagnostik, als diese in der Hamilton-Depressionsskala erfolgt, aufheben lässt? Unser Forschungsansatz weist jedenfalls in diese Richtung.

Falldarstellungen

Depression und Ärger

Falldarstellung

Peter L. ist ein 52-jähriger geschiedener Hauptschullehrer. Seit dem Suizid seiner Ehefrau vor sechs Jahren leidet er unter wiederkehrenden depressiven Episoden und steht in regelmäßiger psychiatrischer Behandlung. Da er sich in der Depression über alles ärgern muss, befindet er sich auch in Psychotherapie, bisher jedoch ohne Erfolg, was seine „Ärgerattacken" betrifft.

Lebensgeschichte:
Peter L. wurde als erstes von acht Kindern eines Landarbeiterehepaares geboren. Die Kindheit sei sehr ärmlich gewesen. Die Beziehung zu den Eltern sei zwar normal verlaufen, er habe jedoch als Ältester schon früh Verantwortung für seine Geschwister übernehmen müssen. Nach dem Besuch der Volksschule habe der Ortspfarrer sich eingesetzt, dass er aufs Gymnasium gehe, wo er schließlich mit Auszeichnung maturiert habe. Anschließend habe er an der Pädak die Ausbildung zum Hauptschullehrer absolviert. Bald darauf habe er geheiratet, der Ehe entstammen drei Kinder. Nach der Ehescheidung habe sich die psychisch kranke Ehefrau das Leben genommen, was ihn bis heute sehr belaste. In der Freizeit musiziere er gerne.

Krankheitsanamnese:
Nervenleiden oder Selbstmorde seien ihm in der Blutsverwandtschaft nicht bekannt, er kenne die Verwandten jedoch zu wenig. Kinderkrankheiten habe er die üblichen durchgemacht. Mehrere Sportverletzungen. Zeitweise leide er unter Tinnitus.

Suchtanamnese:
Früher habe er vermehrt dem Alkohol zugesprochen, in letzter Zeit habe er nur bei feierlichen Anlässen ein bis zwei Gläser Wein getrunken. Drogen habe er nie genommen. Gegen Medikamente habe er eine Abneigung. Er rauche allerdings 40 Zigaretten pro Tag.

Stimmungsanamnese:
Peter L. beschreibt sich als fröhlicher Mensch, der jahrelang hoch leistungsorientiert und sehr belastbar gewesen sei. Seit dem Suizid der Gattin leide er phasenweise unter Depressionen mit quälenden Schuldgefühlen. Er habe sich von seiner Frau schließlich trennen müssen, da sie aufgrund ihrer Kaufsucht die Familie finanziell bald ruiniert hätte. Sie habe auch viel Alkohol getrunken und Beruhigungsmittel eingenommen. Er sei hilflos daneben gestanden und habe die Situation einfach nicht mehr ausgehalten. Seit etwa sechs Wochen sei er wieder depressiv und erschöpft. Da die Kinder in der Schule seinen schlechten Zustand erkannt hätten, boykottierten sie zeitweise den Unterricht und spielten mit ihm „Katz und Maus". Besonders belastend sei jedoch, dass er immer wieder in „Ärgerzustände" geraten sei, sodass sich auch die Eltern über ihn beschwert haben. Er befinde sich derzeit im Krankenstand.

Psychodiagnostik:
Überdurchschnittliche intellektuelle Ausstattung, keine Hirnleistungsschwäche.

Persönlichkeit:
Narzisstisch-leistungsorientiert, jedoch auch kränkbar. Im zwischenmenschlichen Kontakt erhöht misstrauisch.

Neurologische Durchuntersuchung:
Unauffällig.

Hamilton Depressions-Score:
22: Mittelgradige depressive Episode.

Akzeptanz-Verwerfungsfragebogen:
Peter L. ist in allen Relevanzbereichen seines Wirklichkeitserlebens unfähig, eine subjektiv belastende Situation durch Verwerfung zu bewältigen.

Salzburger Subjektive Verhaltensanalyse (Abb. 22)

Folgende Verhaltensmodalitäten kann Peter L. zeitweise nicht ausführen:

Essen, frei und glücklich sein, sich auseinandersetzen mit Mitmenschen, Situationen und Problemen, streiten, friedfertig sein, kämpfen, sich freuen, lachen, zwischenmenschliche Kontakte pflegen und fröhlich sein. Er führt diese Verhaltensveränderungen auf seine Depression zurück und sieht auch teilweise Zusammenhänge mit dem Selbstmord seiner Ehefrau, findet jedoch für die Schwere dieser beschriebenen Störungen keine wirklich überzeugende Erklärung.

Folgende Verhaltensmodalitäten muss Peter L. hingegen zeitweise ständig ausführen:

Schlafen:
„Obwohl ich in der Nacht öfter aufwache und schlecht schlafe, gibt es Zeiten, in denen ich den ganzen Tag schlafe. Vielleicht bin ich völlig erschöpft."

Personen ausweichen:
„Wenn mir am Gehsteig ein Bekannter entgegenkommt, gehe ich schnell auf die andere Straßenseite. Ich ärgere mich auch darüber, dass dieser Mensch gerade jetzt daherkommt. Ist das nicht irrsinnig?"

Sich geistig beschäftigen:
„Ich grüble ständig über alle möglichen Kleinigkeiten nach. Ich komme aber zu keinem Ergebnis, was mich total ärgert und unruhig macht".

Harndrang:
„Obwohl ich normal trinke, habe ich gestern ständig einen Harndrang gehabt. Solche Zeiten treten bei mir öfter auf, der Urologe findet aber nichts. Das ist vielleicht meine Unruhe und mein Ärger".

Proband: Peter L.
Alter: 52 Jahre, männlich

Verhaltensmodalitäten	Häufigkeitsverteilung	Erklärung
		ja (1) / nein (0)

Nr.	Verhalten	zeitweise NIE	Seltener	Unver-ändert	Öfters	zeitweise STÄNDIG	1	0
1	Schlafen					x		0
2	Erbrechen			x				
3	Aufmerksam + Konzentriert sein			x				
4	Gierig sein			x				
5	Schenken			x				
6	Essen	x						0
7	Stuhldrang			x				
8	Sich bewegen			x				
9	Erstarren (sich nicht bewegen können)				x			
10	Angst haben				x			
11	Glücklich sein	x						0
12	Sich auseinandersetzen mit Menschen, Situationen, Problemen	x						0
13	Personen ausweichen					x	1	
14	Sich sexuell betätigen			x				
15	Sich geistig beschäftigen					x		0
16	Trinken			x				
17	Harndrang					x		0
18	Streiten	x					1	
19	Friedfertig sein	x						0
20	Kämpferisch sein	x					1	
21	(Alles) über sich ergehen lassen				x			
22	Neidig sein				x			
23	Gönnen				x			
24	Arbeiten		x					
25	Ruhen				x			
26	Reden				x			
27	Zuhören				x			
28	Sich freuen	x						0
29	Sich ärgern					x		0
30	Lachen	x						0
31	Weinen				x			
32	Zwischenmenschliche Kontakte pflegen	x						0
33	Sich zurückziehen					x		0
34	Fröhlich sein	x						0
35	Traurig sein					x		0

Abb. 22. SSV der depressiven Grundstörung

Sich ärgern:

„Die letzten Tage, in denen ich noch versucht habe, Mathematik zu unterrichten, habe ich mich begründet über das Verhalten der Schüler geärgert. Wie ich dann nachhause gegangen bin, habe ich mich aber weiterhin über alles geärgert, zum Beispiel, dass ein Haus gebaut wird, dass die Autos so laut sind, dass mir Leute entgegenkommen, dass am Himmel Wolken aufziehen usw. Das kann mir keiner erklären, warum mich alles aufregt, wo ich doch früher als „lässiger", fröhlicher und musizierender Lehrer gegolten habe."

Sich zurückziehen:

„Wenn mich die ganze Tragödie mit meiner Frau erfasst, dann glaube ich, dass mir der ganze Ort für ihren Selbstmord die Schuld gibt. Ich verstecke mich dann zuhause, hebe auch das Telefon nicht ab. Die Therapeutin hat mich zu überzeugen versucht, dass ich am Tod meiner Frau nicht schuld bin. Wenn es mir so schlecht geht wie zur Zeit, dann kann mich niemand von meiner Unschuld überzeugen."

Traurig sein:
„Wenn ich mich nicht gerade ärgere, dann falle ich in eine stumpfe Traurigkeit. Ich denke dann nichts mehr, schlafe dann meist für mehrere Stunden ein."

Der Patient bietet zwar teilweise Erklärungen an (siehe Abb. 22), es überwiegen aber die Extrempositionen, für die er keine subjektiv überzeugende Erklärung hat, sodass er unter einem Verlust des Selbstverständnisses leidet.

Interpretation

Zunächst kann kein Zweifel bestehen, dass Peter L. unter einer mittelschweren depressiven Episode leidet, ausgelöst durch den „Objektverlust" (Freud, 1917) der Ehefrau. Die Verschiebung der Verhaltenspalette im SSV deckt sich auch weitgehend mit dem erhobenen Hamilton-Score. Im Vordergrund der subjektiv belastenden depressiven Symptomatik steht der Ärger, welcher von der Hamilton Depressionsskala jedoch nicht erfasst wird.

Winkler et al (2005) beschreiben „Ärgerattacken" als Begleitsymptom der Depression, insbesondere bei Männern. In unserem Depressionsmodell stellt das ständige Ärgern-Müssen kein Begleitsymptom, sondern ein Symptom depressiven Verhaltens dar. Diese Ärgerattacken können daher mit einem Antidepressivum erfolgreich behandelt werden.

Da Peter L. Psychopharmaka strikt abgelehnt hat, wurde versucht, die „Ärgerattacken" handlungstherapeutisch anzugehen. Wir haben ausgenutzt, dass der Patient noch ein gewisses Interesse hatte, auf seiner Trompete zu spielen, sich dazu aber nicht überwinden konnte. Es wurde nun folgendes Gebot ausgesprochen: „Wann immer Sie zuhause ein Ärger überkommt, dann blasen Sie in Ihre Trompete." Anfänglich waren es nur einige Töne. Als Peter L. jedoch die Erfahrung machte, dass er überhaupt noch Trompete spielen kann, spielte er zunehmend längere Melodien. Die Verhaltensmodalität des Ärgerns wurde von jener der Bewegung (Mund, Finger etc.) abgelöst, wobei das Hören des eigenen Bewegungsproduktes als Melodie für den Patienten die passende Sinnesqualität darstellt. Durch diesen handlungstherapeutischen Eingriff in die Extremposition der depressiven Verschiebung der Verhaltensmodalitäten haben sich diese zunehmend wieder eingerenkt. Es sind kurze Glücksgefühle aufgetreten, das Telefon wurde allmählich wieder abgehoben und Peter L. musste bei der Begegnung eines Bekannten die Straßenseite nicht mehr wechseln. Welchen Einfluss die reine Handlungstherapie der Depression hatte, muss offen bleiben, da auch eine biologisch determinierte Spontanremission eingetreten sein könnte.

Was die Verhaltensmodalität des ständigen Ärgerns betrifft, so muss der Patient in diesem Zustand alles akzeptieren, obwohl er es nicht will. Ärger ist daher der typische Affekt der Nicht-Akzeptanz.

Die lächelnde Depression

Falldarstellung

Hans L. ist ein 45-jähriger verheirateter Techniker, der zunächst einen Internisten wegen hartnäckiger Obstipation aufgesucht hat. Die körperliche Durchuntersuchung zeigte keinen pathologischen Befund. Da aber auch eine ausgeprägte Schlafstörung und Angstzustände bestanden, hat Hans L. von sich aus eine Psychotherapeutin zu Rate gezogen.

Diese diagnostizierte eine Insomnie sowie eine vermeidend-ängstliche Persönlichkeitsstörung. Das „auffallende Lächeln" interpretierte sie als ein „Verlegenheitslächeln" im Rahmen der Persönlichkeitsstörung. Da die Psychotherapie schleppend verlief und sich die Symptome von Hans L. nicht gebessert haben, wurde mein Konsilium eingeholt. Demnach stellt sich das diagnostische Vorgehen wie folgt dar:

Lebensgeschichte:
Hans L. ist der Sohn eines Bauingenieurs und einer Krankenschwester. Er hat noch eine jüngere Schwester, von Beruf Rechtsanwältin. Sie ist verheiratet und hat zwei Kinder. Er hatte eine schöne Kindheit und Jugendzeit verbracht. Die Beziehung zu seinen Eltern, die beide noch am Leben sind, war stets gut. Die Grundschule und die Höhere Technische Lehranstalt hat er problemlos absolviert. Hans L. ist ein

gefragter Elektrotechniker mit einer sicheren Anstellung. 32-jährig
hat er eine Mittelschullehrerin geheiratet, die Ehe ist kinderlos. Aufgrund seines „komischen" Verhaltens sei die Ehe jedoch zuletzt konfliktträchtig geworden.

Krankheitsanamnese:
Die Mutter leidet zeitweise unter Depressionen. Suizide sind ihm in
der Blutsverwandtschaft nicht bekannt. Mehrere Verwandte leiden
unter Diabetes. Karl L. war bisher immer gesund. Die zuletzt durch-
geführte körperliche Durchuntersuchung zeigte keinen krankhaften
Befund.

Psychodiagnostik:
Leicht überdurchschnittliche Intelligenz, keine Hirnleistungsschwäche.

Persönlichkeit:
Hohe Leistungsorientierung mit anankastischen Tendenzen.

Neurologische Durchuntersuchung:
Unauffällig.

Hamilton-Depressions-Score:
12: Leichte Depression.

Akzeptanz-Verwerfungsfragebogen:
Es zeigt sich in allen vier Relevanzbereichen (Durchsetzung, Anspruchsniveau, Problemlösung und Gefühlswelt) ein verwerfender
Handlungsstil. Dies gilt auch für die Fähigkeit zur Selbstverwerfung
im Sinne der Suizidgefährdung.

Salzburger Subjektive Verhaltensanalyse (Abb. 23)

Folgende Verhaltensmodalitäten konnte Hans L. zeitweise nicht
mehr ausüben:

Schlafen:
„Gestern war ich von Mitternacht bis in der Früh wach. Mein Kopf war
leer. Ich habe keine Ahnung, warum ich nicht schlafen konnte."

Proband: Hans L.
Alter: 45 Jahre, männlich

Verhaltensmodalitäten   Häufigkeitsverteilung   Erklärung
                                                              ja (1) / nein (0)

Nr.	Verhalten	zeitweise NIE	Seltener	Unver- ändert	Öfters	zeitweise STÄNDIG	1	0
1	Schlafen	x						0
2	Erbrechen			x				
3	Aufmerksam + Konzentriert sein					x	1	
4	Gierig sein					x		0
5	Schenken			x				
6	Essen			x				
7	Stuhldrang	x						0
8	Sich bewegen				x			
9	Erstarren (sich nicht bewegen können)				x			
10	Angst haben					x		0
11	Glücklich sein	x						0
12	Sich auseinandersetzen mit Menschen, Situationen, Problemen	x						0
13	Personen ausweichen				x			
14	Sich sexuell betätigen					x		0
15	Sich geistig beschäftigen		x					
16	Trinken			x				
17	Harndrang				x			
18	Streiten	x						0
19	Friedfertig sein			x				
20	Kämpferisch sein	x					1	
21	(Alles) über sich ergehen lassen					x	1	
22	Neidig sein			x				
23	Gönnen			x				
24	Arbeiten			x				
25	Ruhen		x					
26	Reden		x					
27	Zuhören					x		0
28	Sich freuen	x						0
29	Sich ärgern					x		0
30	Lachen					x		0
31	Weinen			x				
32	Zwischenmenschliche Kontakte pflegen		x					
33	Sich zurückziehen					x		
34	Fröhlich sein	x						0
35	Traurig sein	x						0

Abb. 23. SSV der depressiven Grundstörung

Stuhldrang:

„Ich bin seit Tagen verstopft, obwohl ich normal esse und Bewegung mache. Der Internist hat nichts Krankhaftes gefunden."

Frei und glücklich sein:

„Dass ich mich glücklich fühle, ist mir seit Monaten fremd, ich bin immer irgendwie unter Druck. Ich habe aber keinen wirklichen Grund, unglücklich zu sein. Vielleicht belasten mich die Streitigkeiten mit meiner Frau in letzter Zeit, weil ich sie immer angrinsen muss."

Sich auseinandersetzen mit Menschen, Situationen und Problemen:
„Gestern hat mich meine Frau kritisiert, dass ich mich so komisch verhalte. Ich habe immer nur gelächelt und nicht wirklich reagiert. Wenn Sie mich fragen, ob ich mir selbst dieses Verhalten erklären kann, so muss ich passen. Die Therapeutin hat allerdings gemeint, ich lächle aus Verlegenheit. So fühle ich mich aber nicht."

Streiten:
„Wie ich schon gesagt habe, ich bin derzeit unfähig, mit meiner Frau oder anderen Menschen zu streiten, ich lächle nur. Früher war ich ihr beim Streiten überlegen. Ich habe keine Ahnung, warum ich mich so verhalte, vielleicht bin ich psychisch krank."

Kämpfen:
„Ich bin derzeit unfähig, für die Durchsetzung meiner beruflichen Probleme zu kämpfen. Mir fehlt die Kraft und vielleicht auch das Interesse."

Sich freuen:
„Freude kenne ich seit Monaten nicht mehr. Ich habe vor einigen Tagen von meiner Firma eine unerwartete Sonderzahlung erhalten. Das hat mich kalt gelassen. Das verstehe ich überhaupt nicht, weil wir dieses Geld sehr gut brauchen können."

Fröhlich sein:
„Obwohl ich scheinbar ständig lächle, empfinde ich überhaupt keine Fröhlichkeit. Gestern hatten wir im Betrieb eine Geburtstagsfeier, es war für alle lustig, es wurde sogar gesungen. Mich hat die Feier aber belastet. Die Menschen gehen mir immer mehr auf die Nerven, ich weiß allerdings nicht, warum das so ist."

Traurig sein:
„Trauer kann ich im Gegensatz zu früher überhaupt nicht mehr empfinden. Es macht mich auch nicht traurig, dass mit mir etwas nicht stimmt. Ich kann und muss darüber nur lächeln. Dass ich mir das nicht erklären kann, belastet mich am meisten. Ich habe mich durchuntersuchen lassen. Das Ergebnis ist, dass ich zumindest körperlich gesund bin."

Folgende Verhaltensmodalitäten muss Hans L. zeitweise ständig ausführen:

Aufmerksam und konzentriert sein:
„Gestern haben uns Freunde besucht. Es hat mich alles interessiert, was sie gesagt haben. Zurzeit möchte ich alles wissen."

Gierig sein:
„Seit einiger Zeit kann ich bei keiner Schokolade vorbei gehen, ich muss sie essen. Wenn ich nur wüsste, warum das so ist, sonst esse ich ja normal."

Angst haben:
„Ob ich unter Menschen oder alleine bin, es überkommt mich immer wieder stundenweise eine Angst vor allem. Vielleicht bin ich psychisch krank."

Sich sexuell betätigen:
„Ich könnte seit einigen Wochen mindestens dreimal am Tag mit einer Frau schlafen. Vielleicht möchte ich mich damit bestätigen, dass ich auch geistig potent bin. Aber wirklich weiß ich es nicht, warum ich jetzt einen so starken sexuellen Drang habe."

Alles über sich ergehen lassen:
„Ich bin derzeit unfähig, mich durchzusetzen, ob privat oder im Beruf. Mir fehlt das Interesse, etwas zu erreichen und auch die Kraft."

Zuhören:
„Wenn ich mich in einer Gesellschaft befinde, dann kann es auch sein, dass ich plötzlich hellwach werde und zuhöre, auch wenn es eigentlich uninteressant ist. Vielleicht versuche ich Erklärungen zu hören, die mich weiterbringen."

Sich ärgern:
„Es gibt Tage, an denen ich mich über fast alles ärgern muss. Da ärgere ich mich zum Beispiel auch, wenn jemand auf der Straße entgegenkommt und telefoniert. Das ist mir normalerweise völlig egal. Warum mich das ärgert, weiß ich eigentlich nicht. Vielleicht halte ich jemanden, der beim Gehen telefoniert, für einen lächerlichen Wichtigtuer."

Lachen:

„Seit Wochen lächle ich oft einfach so vor mich hin. Meine Frau bringt das zur Weißglut. Gestern hat mich ein Arbeitskollege direkt angesprochen, warum ich ihn in letzter Zeit so oft anlache. Dafür habe ich absolut keine Erklärung. Das belastet mich derzeit am meisten, weil ich ja gar nicht lachen will bzw. ist mir in keiner Hinsicht zum Lachen zumute."

Behandlungsverlauf

Der Patient hat auf die antidepressive Medikation sehr gut angesprochen. So hat vor allem der Drang zum Lächeln nach drei Wochen medikamentöser Behandlung aufgehört. Dasselbe gilt für die Gier nach Schokolade und den erhöhten sexuellen Drang. Nach vier Wochen wurde die Palette der Verhaltensmodalitäten im SSV erneut überprüft, wobei sich nur noch leichte Auslenkungen vereinzelter Verhaltensmodalitäten zeigten. Eine Handlungstherapie war daher bei Hans L. nicht erforderlich. Das Angebot, eine Therapie bei künftigen Entscheidungskonflikten nach dem Volitronics-Prinzip als Episodenprophylaxe durchzuführen, lehnte der Patient ab, da ihm die anfängliche Psychotherapie ohnehin nichts gebracht habe.

Interpretation

Wie sich bei diesem Patienten schon rein „ex juvantibus" aufgrund einer sehr erfolgreichen antidepressiven Medikation gezeigt hat, befand er sich in einer mittelgradigen depressiven Episode. Allerdings sind die diesbezüglichen Kriterien nach dem ICD 10 nicht erfüllt. Im Gegenteil! Zunächst ist festzuhalten, dass Hans L. keine depressive Stimmungslage im klinischen Gespräch vermittelt hat. Die Leitsymptome waren eine hartnäckige Obstipation, eine Schlafstörung und eine zeitweise frei flottierende Angst. Vor allem aber hat sein paradoxes Verhalten im Sinne eines unvermittelten Lächelns von der Diagnose einer Depression gleichsam abgelenkt. Wenngleich der erhöhte Hamilton-Score (12) einen Hinweis auf eine depressive Verstimmung gegeben hat, so kamen erst durch die Durchführung des SSV die Vielfalt und das Ausmaß der depressiven Grundstörung ans Tageslicht.

Dieser Patient demonstriert geradezu, dass das depressive Verhalten nicht nur von einem Nicht-mehr-Können, sondern gleichzeitig auch von einem dranghaften Verhalten bestimmt ist, nach welchem der Patient in der üblichen Exploration gar nicht befragt wird und von sich aus meist nicht darüber berichtet. So hat Hans L. unter Gier und Hypersexualität gelitten und vor allem war er seinem Drang zu lächeln völlig ausgeliefert, was ihm erhebliche zwischenmenschliche Probleme beschert hat. Besonders quälend war dabei, dass er sich selbst seine schwere Verhaltensveränderung nicht erklären konnte. Es handelt sich dabei um den Verlust des Selbstverständnisses, der für die Depression als kognitives Phänomen charakteristisch ist.

Berücksichtigt man schließlich, dass Hans L. den Affekt bzw. das Verhalten der Trauer nicht mehr produzieren konnte, so könnte man auch von einer „depressio sine depressione" sprechen. Unter Anwendung unserer Depressionsdiagnostik stellt sich heraus, dass die Depression als Stimmung auf einer komplexen Grundstörung beruht, die durch die klassischen Diagnosekriterien nicht erfasst wird.

Was die Abschätzung und Prophylaxe der Suizidalität betrifft, so zeigt dieser Patient eindeutig eine Verwerfungsdepression, sodass er als potenzieller Suizidant einzuschätzen ist. Hier handelt es sich ebenfalls um ein diagnostisches Ergebnis, das in der üblichen Exploration und Diagnostik eines depressiven Menschen in dieser Klarheit nicht erfasst wird. Diese Zusammenhänge hat Kraines bereits 1957 erkannt und in seinem längst vergessenen Buch wie folgt niedergeschrieben: „In einer ‚smiling depression' verhält sich der Patient scheinbar normal. Wenn sich die depressive Stimmungslage jedoch zunehmend verschlechtert, kann es zu einer Suizidhandlung kommen, die sich die mitmenschliche Umgebung dann nicht erklären kann" (Kraines, 1957). Wenn das Lächeln bei einem Depressiven vorherrschend ist, kann man von einer lächelnden Depression (smiling depression, Zullino und Bancila, 2008) sprechen.

Depression mit dranghaftem Schenken, Gönnen und Friedfertig-sein

Falldarstellung

Anna A. ist eine 44-jährige verheiratete Hausfrau. Sie wird wegen eines „auffälligen" Verhaltens, das den Ehemann schon an Scheidung denken lässt, über den Hausarzt in Psychotherapie geschickt. Im

Rahmen meiner Supervision hat sich dann das „seltsame" Verhalten von Anna A. als ausgeprägte Depression herausgestellt.

Lebensgeschichte:
Anna A. ist als drittletztes von sieben Kindern eines Hausmeisterehepaares geboren und in intakten familiären Verhältnissen aufgewachsen. Die Mutter sei warmherzig, der Vater ein sehr arbeitsamer und ernster Mensch. Ihre Kindheit sei wegen der vielen Geschwister sehr ärmlich gewesen. In der Schule habe sie sich oft Leid gesehen, wenn die anderen alles hatten. Nach dem Besuch von vier Klassen Volksschule habe sie die zweite Klasse Hauptschule wegen einer Schwäche in Mathematik wiederholen müssen. Sie habe dann des Geldes wegen keine Ausbildung gemacht, sondern habe sogleich als Zimmermädchen in einem Hotel gearbeitet. 21-jährig habe sie einen älteren Monteur kennen gelernt. Dieser Mann sei ihre große Liebe gewesen und sie habe ihn daher schon nach einigen Monaten geheiratet. Der Ehe entstammen drei Buben und ein Mädchen. Der Gatte sei zwar sehr bestimmend, aber gerecht.

Zuletzt sei ein massiver Ehekonflikt aufgetreten, weil der Ehemann ihr „hirnrissiges" Verhalten nicht mehr ertragen konnte. Mittlerweile befinde sie sich in Psychotherapie, auch eine Partnertherapie sei geplant. Sie habe aber auch bei den Kindern die Zügel verloren. Die drei jüngeren Kinder hätten daher zunehmend Probleme in der Schule.

Krankheitsanamnese:
In der Blutsverwandtschaft sind keine Nervenkrankheiten oder gar Selbstmorde bekannt. An Kinderkrankheiten habe sie die üblichen durchgemacht. Körperlich fühle sie sich gesund.

Sexualanamnese:
Menarche mit 12 Jahren, Menses regelmäßig. Nach der Geburt der Tochter sei drei Monate lang eine gedrückte Stimmung aufgetreten.

Suchtanamnese:
Sie trinke keinen Alkohol, rauche nicht und habe noch nie Drogen oder Medikamente eingenommen.

Stimmungsanamnese:
Seit der Geburt des letzten Kindes vor fünf Jahren treten immer wieder tagelange Zustände auf, in denen sie völlig friedfertig sei und alles über sich ergehen lasse. Sie sei dann auch unfähig, mit dem Ehemann zu streiten. Dann sitze sie wieder stundenlang da, lasse die Arbeit liegen und fühle sich irgendwie traurig. Ganz komisch sei aber, dass sie in dieser Phase einen Drang verspüre, Geschenke zu machen und zur großen Gönnerin werde. So habe sie den Kindern Sachen gekauft, die sie sich gar nicht leisten könne. Oder sie habe den Drang verspürt, den Kindern mehr Zeit zum Spielen zu gönnen. Dann habe sie die Kinder einfach von der Schule zuhause gelassen. Wenn sie ein spontanes Bedürfnis habe, sich auszuruhen, obwohl sie sich eigentlich nicht müde fühle, dann habe sie auch das Gefühl, sie müsse sich die Ruhe gönnen. Dies alles verstehe der Ehemann nicht mehr. Wenn er schimpfe und wütend sei, lächle sie dann einfach so dahin, obwohl sie diese Situation sehr belaste.

Psychodiagnostik:
Knapp durchschnittliche Intelligenz, keine Hirnleistungsschwäche.

Persönlichkeit:
Einfach strukturiert, eher überangepasst bis abhängig. Die religiöse Mutter habe ihr oft gesagt: „Der Herr hat uns das Leben geschenkt, damit wir ihm dienen".

Neurologische Durchuntersuchung:
Unauffällig.

Hamilton-Score:
21: Mittelschwere Depression.

Akzeptanz-Verwerfungsfragebogen:
Anna A. ist in allen Relevanzbereichen weitgehend unfähig zur Verwerfung, sondern ist auf Akzeptanz ausgerichtet.

Salzburger Subjektive Verhaltensanalyse (Abb. 24)

Folgende Verhaltensmodalitäten kann Anna A. zeitweise nicht ausführen:

Schlafen, frei und glücklich sein, sich auseinandersetzen mit Menschen, Situationen und Problemen; sich sexuell betätigen; streiten; kämpfen; arbeiten; sich freuen und fröhlich sein. Nur für ihre zeitweise Unfähigkeit, frei und glücklich zu sein, und um eine Sache kämpfen zu können, hat sie eine subjektiv ausreichende Erklärung, nämlich dass es ohnehin keinen Sinn habe, sich gegen den starken Gatten zu wehren.

Folgende Verhaltensmodalitäten muss Anna A. zeitweise ausführen:

Schenken:
„Vorige Woche habe ich für alle vier Kinder schöne Sportschuhe gekauft. Das ist einfach so über mich gekommen, ich musste meinen Kindern etwas schenken. Ich habe mich dabei nicht gut gefühlt, weil wir uns solche unnötigen Geschenke gar nicht leisten können. Da überfällt mich ein unwiderstehlicher Trieb, zu schenken. Vielleicht mache ich das, weil mich zurzeit der Sex überhaupt nicht interessiert."

Friedfertig sein:
„Mein Mann versucht in letzter Zeit laufend, mit mir zu streiten und mich herunterzumachen. Mein ältester Sohn sagt immer wieder, dass ich einen Vogel habe. Das kränkt mich aber nicht, sondern mich überkommt meist ein Zustand, dass ich alle beruhigen muss. Das klappt aber nicht, weil sie dann noch ausfälliger werden. Das Ganze ist komisch, weil ich mir normalerweise nichts gefallen lasse."

Alles über sich ergehen lassen:
„Wie schon gesagt, ich kann mich in letzter Zeit gegen nichts mehr wehren und lasse mir alles gefallen. Das Komische ist, dass ich alles hinnehmen muss. Können Sie mir das erklären?"

Gönnen:
„Ich habe früher schon öfter Neid empfunden, wenn zum Beispiel reiche Leute alles haben. Irgendwie habe ich es ihnen auch gegönnt, weil sie vielleicht hart für ihren Wohlstand gearbeitet haben. Nun

Proband: Anna A.

Alter: 44 Jahre, weiblich

Verhaltensmodalitäten   Häufigkeitsverteilung   Erklärung

ja (1) / nein (0)

Nr.	Verhalten	zeitweise NIE	Seltener	Unver-ändert	Öfters	zeitweise STÄNDIG	1	0
1	Schlafen	x						0
2	Erbrechen			x				
3	Aufmerksam + Konzentriert sein			x				
4	Gierig sein		x					
5	Schenken					x		0
6	Essen			x				
7	Stuhldrang			x				
8	Sich bewegen		x					
9	Erstarren (sich nicht bewegen können)			x				
10	Angst haben				x			
11	Glücklich sein	x					1	
12	Sich auseinandersetzen mit Menschen, Situationen, Problemen	x						0
13	Personen ausweichen			x				
14	Sich sexuell betätigen	x						0
15	Sich geistig beschäftigen			x				
16	Trinken			x				
17	Harndrang			x				
18	Streiten	x						0
19	Friedfertig sein					x		0
20	Kämpferisch sein	x					1	
21	(Alles) über sich ergehen lassen					x		0
22	Neidig sein			x				
23	Gönnen					x		0
24	Arbeiten	x						0
25	Ruhen					x		0
26	Reden			x				
27	Zuhören			x				
28	Sich freuen	x						0
29	Sich ärgern		x					
30	Lachen					x		0
31	Weinen			x				
32	Zwischenmenschliche Kontakte pflegen			x				
33	Sich zurückziehen			x				
34	Fröhlich sein	x					1	
35	Traurig sein					x		0

Abb. 24. SSV der depressiven Grundstörung

bin ich aber zeitweise zur großen Gönnerin geworden. Wenn ich den Kindern schon mehrmals vergönnt habe, zu spielen anstatt in die Schule zu gehen, dann ist das schon ein Wahnsinn. Aber auch selbst überkommt mich dann und wann das Bedürfnis, mir überlange Ruhezeiten zu gönnen."

Ruhen und Traurigsein:

„Wie gesagt, wenn ich mir Ruhe gönnen muss, obwohl ich nicht erschöpft bin, lass ich den Haushalt stehen. Dann überkommt mich das Gefühl, nichts zu taugen, was mich völlig traurig macht."

Lachen:

„Man beobachtet mich aber auch, dass ich auf dem Sofa sitze und so vor mich hinlächle. Da wird mein Mann besonders wütend, weil er meint, dass ich ihn auslache. Ich kann mein Lächeln offensichtlich nicht abstellen. Warum es mich in meinem Verhalten so hin und her schmeißt, weiß ich nicht."

Interpretation

Die im Hamilton-Score verifizierte Depression dieser Patientin zeigt ein besonders buntes Symptomenbild der depressiven Grundstörung. Während das depressive Nicht-Tun-Können wie Schlafstörung, Libidoverlust, Unfähigkeit zu arbeiten, Freudlosigkeit etc. der klassischen Diagnostik der Depression entspricht, sind der Drang zum Schenken, zur Friedfertigkeit, zum Gönnen oder gar zum Lächeln Verhaltensstörungen der Depression, die in dieser Konstellation einer Entdeckung gleichkommen. Kein Wunder, dass sich eine ausschließliche Psychotherapie alsbald festgelaufen hat. Warum?

Berücksichtigt man zunächst die Lebensgeschichte von Anna A., so wurde sie von der Mutter als dienendes Mädchen erzogen. Das prägende Motto der Mutter lautet ja: „Der Herr hat uns das Leben geschenkt, um ihm zu dienen". Man könnte nun sagen, dass der Drang zum Schenken, Gönnen und zur Friedfertigkeit eigentlich lebensgeschichtlich bestimmte Verhaltensweisen sind, die dann als „Begleitsymptome" der Depression aufgetreten sind. Dass es sich dabei aber um typische Depressionssymptome handeln könnte, ist nicht nur durch unser Hirnmodell der Depression erklärbar, sondern wird auch durch das Faktum einer erfolgreichen Therapie mit Antidepressiva gestützt.

Erst nach erfolgreicher biologischer Basistherapie konnte eine Partnertherapie durchgeführt werden. Die Harmonisierung der Partnerschaft war relativ rasch möglich, da der Ehemann aufgeklärt werden konnte, dass es sich bei dem für die ganze Familie äußerst belastenden Verhalten von Frau Anna A. um „nicht gespielte" Spielarten der Depression gehandelt hat. Da die Symptomatik der Depression von Akzeptanz getragen ist, sprechen wir von einer Akzeptanzdepression.

Depression und Oniomanie

Falldarstellung

Annemarie Z. ist eine 49-jährige verheiratete Landwirtin, die mich um ärztliche Hilfe gebeten hat, weil sie unter einer „Kaufsucht" (Oniomanie) leide.

Lebensgeschichte:
Annemarie Z. ist zusammen mit ihren beiden Brüdern auf dem elterlichen Bauernhof nahe Salzburg aufgewachsen. Ihre bevorzugte Bezugsperson sei der Vater gewesen, während sie die Mutter als eher streng und kühl erlebt habe. Dennoch habe sie eine schöne Kindheit verbracht. Nach dem Abschluss der Grundschule habe sie noch eine Landwirtschaftsschule besucht, wobei sie mit dem besten Zeugnis diese Ausbildung abgeschlossen habe. Sie habe bald darauf einen um zehn Jahre älteren Landwirt geheiratet und sei auf dessen Bauernhof im benachbarten Bayern gezogen. Aus der Ehe stammen zwei Töchter, mit denen es keine Probleme gebe. Auch mit dem Ehemann verstehe sie sich einigermaßen. Auseinandersetzungen gebe es allerdings immer wieder, wenn es um den behinderten Bruder des Mannes gehe, der am Hof lebe. Sie pflege ihn zwar seit Jahren, dem Gatten sei ihre Pflege oft jedoch nicht gut genug.

Krankheitsanamnese:
In der Blutsverwandtschaft seien ihr keine besonderen Erkrankungen bekannt, insbesondere keine Depressionen oder Selbstmorde. An ihre Kinderkrankheiten könne sie sich nicht mehr erinnern. Im Laufe der Jahre habe man ihr die Gallenblase herausgenommen, die Gebärmutter und eine Brustzyste entfernt. Sie habe aber auch eine Meniskusoperation, eine Blinddarmoperation sowie eine Leistenbruchoperation durchmachen müssen.

Suchtanamnese:
Ab und zu trinke sie ein Glas Bier zum Essen. Sie rauche nicht und habe bisher auch keine Medikamente eingenommen.

Sexualanamnese:
Menarche mit 12 Jahren. Vor der Regelblutung sei sie leicht angerührt und fühle sich irgendwie verstimmt. Während der beiden Schwangerschaften habe sie weder körperliche noch psychische Probleme gehabt. Die Gebärmutter sei vor etwa zehn Jahren entfernt worden.

Stimmungsanamnese:
Sie sei leicht kränkbar mit einer Neigung zu depressiven Verstimmungen. Sie schlucke jedoch Kränkungen hinunter, ohne sich wehren zu können. Ausgeprägte depressive Verstimmungen oder gar Hochstimmungen habe sie bisher nicht gehabt. Diesbezüglich sei auch noch nie eine ärztliche Behandlung erforderlich gewesen.

Psychodiagnostik:
Durchschnittliche Intelligenz, keine Hirnleistungsschwäche.

Persönlichkeit:
Hoch leistungsorientiert und kränkbar.

Neurologische Durchuntersuchung:
Unauffällig.

Hamilton Depressions-Score:
19 Punkte: Mittelschwere Depression.

Akzeptanz-Verwerfungsfragebogen:
Annemarie Z. hat in allen Relevanzbereichen (Durchsetzung, Anspruchsniveau, Problemlösung, Gefühlswelt) einen auf Akzeptanz ausgerichteten Handlungsstil.

Zuletzt bestanden massive Probleme wegen einer Oniomanie.

Salzburger Subjektive Verhaltensanalyse (Abb. 25)

Folgende Verhaltensmodalitäten kann Annemarie Z. zeitweise nicht ausführen: Aufmerksam- und konzentriert sein; frei und glücklich sein; sich sexuell betätigen; arbeiten; ruhen; reden; zwischenmenschliche Kontakte pflegen und fröhlich sein. Sie hat nur eine Erklärung, warum sie alles über sich ergehen lässt. Sie wolle mit ihrem angepassten Verhalten den Ehemann von ihrer Kaufsucht ablenken.

Proband: Annemarie Z.
Alter: 49 Jahre, weiblich

Verhaltensmodalitäten   Häufigkeitsverteilung   Erklärung

ja (1) / nein (0)

Nr.	Verhalten	zeitweise NIE	Seltener	Unver- ändert	Öfters	zeitweise STÄNDIG	1	0
1	Schlafen		x					
2	Erbrechen			x				
3	Aufmerksam + Konzentriert sein	x						0
4	Gierig sein					x		0
5	Schenken			x				
6	Essen		x					
7	Stuhldrang			x				
8	Sich bewegen		x					
9	Erstarren (sich nicht bewegen können)				x			
10	Angst haben				x			
11	Glücklich sein	x						0
12	Sich auseinandersetzen mit Menschen, Situationen, Problemen		x					
13	Personen ausweichen				x			0
14	Sich sexuell betätigen	x						0
15	Sich geistig beschäftigen		x					
16	Trinken			x				
17	Harndrang			x				
18	Streiten			x				
19	Friedfertig sein			x				
20	Kämpferisch sein		x					
21	(Alles) über sich ergehen lassen					x	1	
22	Neidig sein			x				
23	Gönnen			x				
24	Arbeiten	x						0
25	Ruhen	x						0
26	Reden	x						0
27	Zuhören		x					
28	Sich freuen		x					
29	Sich ärgern			x				
30	Lachen		x					
31	Weinen		x					
32	Zwischenmenschliche Kontakte pflegen	x						0
33	Sich zurückziehen					x		0
34	Fröhlich sein	x						0
35	Traurig sein					x		0

Abb. 25. SSV der depressiven Grundstörung

Folgende Verhaltensmodalitäten muss sie zeitweise ständig ausführen:

Gierig sein:
„Jetzt bin ich noch dazu in eine Situation geraten, wo ich ständig Sachen bestelle oder einkaufen gehe. Mein Mann darf nicht wissen, dass ich bei einer Tante schon beträchtliche Schulden habe. Zuerst habe ich gedacht, dass es mir besser geht, wenn ich zum Beispiel von einem Versandhaus eine schöne Bluse geschickt bekomme. Das ist aber jetzt nicht mehr so, ich habe ein schlechtes Gewissen. Warum ich damit nicht aufhören kann und mir dieses Übel überhaupt angefangen habe, ist mir eigentlich schleierhaft."

Ständiges Personen ausweichen:

„Ich ziehe mich schon längere Zeit von meinem Freundeskreis total zurück, gehe aber auch nicht zum Telefon. Ich habe einfach keine Lust mehr, diese Leute zu treffen."

Ständig alles über sich ergehen lassen:

„Vorgestern hat uns eine Tochter zum Frühstück in ihre Wohnung eingeladen. Ich wollte absolut nicht hingehen, fühlte mich ohnehin in der Früh fertig und appetitlos. Obwohl mir alles zu viel war, bin ich halt mit meinem Mann hingegangen. Ich hatte Angst, dass ich Ärger mit meiner Tochter bekomme, wenn ich ihre Einladung ablehne."

Ständig sich zurückziehen:

„Ich besuche nur mehr ab und zu meine alte Mutter. Bis vor einem Monat bin ich noch wie eine Wahnsinnige in alle möglichen Geschäfte einkaufen gegangen. Jetzt bestelle ich meine Einkäufe ausschließlich übers Internet und brauche unseren Hof nicht mehr zu verlassen. Vielleicht habe ich Angst vor dem Kontakt mit Menschen? Irgendwie fühle ich, dass mich niemand versteht."

Ständiges Traurigsein:

„Ich kann mich über nichts mehr freuen. Wir haben heuer die beste Ernte seit vielen Jahren und gut verdient. Als mir vor etwa einer Woche mein Mann die guten Abrechnungen zeigte, bin ich mit meiner Stimmung noch tiefer gefallen. Er hat es gemerkt und mich überhaupt nicht verstanden. Er hat mir Leid getan und ich fühle mich durch mein Verhalten schuldig und verantwortungslos."

Interpretation

Diese Patientin hat in Internetrecherchen selbst herausgefunden, dass sie an einer „Kaufsucht" – Oniomanie genannt – leidet und daher ärztliche Hilfe benötigt. Oberflächlich gesehen kann an der Diagnose einer Oniomanie kein Zweifel bestehen. Hier handelt es sich aber um ein dranghaftes Einkaufen und um keine typische Sucht. Eine Psychotherapie gestaltet sich jedoch sehr schwierig, sodass man zunächst rein pragmatisch entdeckt hat, dass Patienten, die unter einer Oniomanie leiden, gut auf Antidepressiva ansprechen, weil sie auch eine Depression haben (Marcinko und Karlovic, 2005).

Legt man allerdings unser Modell der Depression zugrunde, so stellt bei dieser Patientin die Oniomanie ein typisches Depressionsverhalten dar, was wiederum das erfolgreiche Ansprechen auf antidepressive Medikamente erklärt. Psychodynamisch gesehen ist der Kaufdrang eine Art Selbstbehandlung der Depression, beruht jedoch letztlich auf einer Verschiebung der Verhaltenspalette, bedingt durch die verzögerte Informationsübertragung in tripartiten Synapsen bestimmter Hirnregionen.

Annemarie Z. hat zunächst auf die gängigen Reuptake-Hemmer nicht signifikant angesprochen, erst die Gabe eines „klassischen" trizyklischen Antidepressivums hat zu einem durchschlagenden Behandlungserfolg geführt. Gleichzeitig wurde der Ehemann über die depressionsbedingte Oniomanie aufgeklärt. Die Handlungstherapie bestand wesentlich darin, dass Annemarie Z. zunächst verboten wurde, den Computer zu bedienen. Der Ehemann hat die Kontrolle übernommen.

Die Patientin konnte dieses Verbot unerwartet schnell akzeptieren. Dafür dürften zwei Gründe verantwortlich sein. Wie das Ergebnis des Akzeptanz- Verwerfungsfragebogens zeigt, hat Annemarie Z. eine Akzeptanzdepression. Dadurch kann sie ein, wenn auch schwierig zu erfüllendes, Verbot zumindest hinnehmen. Es ist aber auch eine psychodynamische Komponente vorhanden. Als sich die Patientin als Kind einen Fernsehapparat gewünscht hat, weil die anderen Kinder schon einen hatten und sie über die Sendungen nicht mitreden konnte, hat die strenge Mutter am Mittagstisch zur gesamten Familie gesagt: „Ich verbiete euch, einen solchen Apparat zu kaufen. Die wollen uns nur verführen und von der Arbeit ablenken". Annemarie Z. hat in einer der Sitzungen dieses Kindheitserlebnis als weises mütterliches Verbot empfunden, wenn man es auf die Rolle des Internets überträgt, was ihre Oniomanie betrifft.

Wenngleich hier die Oniomanie wesentlich ein Depressionssymptom darstellt, hat sie letztlich – wie alle psychobiologischen Störungen – eine multifaktorielle Genese. Warum ein Patient seine depressive Gier nach Dingen nicht mit Schokolade befriedigt, sondern ständig irgendwelche Sachen bestellt, ist lebensgeschichtlich bedingt und hängt mit seiner narzisstischen und hyperintentionalen Persönlichkeitsstruktur zusammen.

Musalek und Liebich (2008) sind zu der Überzeugung gelangt, dass es sich beim pathologischen Kaufen nicht um eine Störung der Impulskontrolle, sondern vor allem um eine Suchterkrankung handelt. Diese Ansicht ist zu apodiktisch und erkennt keinen möglichen Zusammenhang mit einem depressiven Verhalten. Obwohl die Oniomanie als eigenständiges Störungsbild auftritt, kann sie jedoch auch ein Depressionssymptom darstellen.

Depression und Pseudokleptomanie

Falldarstellung

Kathrin N. ist eine 27-jährige geschiedene Sozialhilfeempfängerin und Mutter von zwei kleinen Töchtern. Sie wurde wegen wiederkehrender Kaufhausdiebstähle zur Frage der Schuldfähigkeit begutachtet.

Lebensgeschichte:
Sie sei als jüngstes von sieben Kindern geboren und auf dem elterlichen Bauernhof in intakten Familienverhältnissen aufgewachsen. Aufgrund von Lernschwierigkeiten in der Volksschule sei sie an die Sonderschule gekommen, wo sie sich jedoch lernmäßig unterfordert gefühlt habe. In dieser Zeit sei sie vom ältesten Bruder wiederholt sexuell missbraucht worden. Sie habe nach dem Schulabschluss im Gastgewerbe gearbeitet. Aus einer flüchtigen Beziehung sei eine Tochter entsprungen. Im Jahr darauf habe sie einen Bauunternehmer geheiratet, der jedoch unter Alkohol sehr aggressiv geworden sei, sodass die Ehe noch im gleichen Jahr geschieden worden sei. Auch aus dieser Beziehung stamme eine Tochter. Beide Kinder befänden sich derzeit bei Pflegeeltern, sie kämpfe jedoch darum, die Kinder wieder zu bekommen. Derzeit erhalte sie Sozialhilfe, sie sei aber auf Arbeitssuche.

Krankheitsanamnese:
Die Großmutter mütterlicherseits habe Selbstmord durch Ertränken begangen. Eine Tante mütterlicherseits leide unter Depressionen. Kinderkrankheiten habe sie die üblichen durchgemacht. Bisher sei sie körperlich nie krank gewesen.

Sexualanamnese:
Menarche mit 13 Jahren. Vor der Regelblutung deutliche Verstimmung mit Gereiztheit und Weinerlichkeit. Die Geburten seien durch

Kaiserschnitt erfolgt. Während der Schwangerschaften und in der Zeit nach der Geburt sei sie psychisch labil gewesen.

Suchtanamnese:
Sie sei Nichtraucherin und trinke nur mäßig Alkohol. Drogen habe sie noch nie genommen.

Stimmungsanamnese:
Lebenszeitlich sei sie eher schüchtern und neige zum Rückzug. Wahrscheinlich sei sie deshalb so geworden, weil sie die Mutter laufend heruntergemacht habe und sie auch durch die sexuellen Missbrauchshandlungen sehr belastet war. Von einer Tante habe sie erfahren, dass sie die Mutter eigentlich abtreiben lassen wollte, sie habe dies jedoch aus religiösen Gründen nicht getan. Vor drei Jahren habe sie einen Selbstmordversuch mit Tabletten und Schnaps im Rahmen einer Beziehungskrise unternommen. Mehrere weitere Selbstmordversuche durch Schnittverletzungen habe sie, wenn es ihr schlecht gegangen sei, ebenfalls gemacht. 20-jährig sei sie das erste Mal in psychiatrische Behandlung gekommen. Voriges Jahr sei sie über drei Monate in der Psychotherapiestation an der Landesnervenklinik stationär behandelt worden. In diese Zeit fallen bereits mehrere Kaufhausdiebstähle, welche sie im Rahmen von Ausgängen verübt habe. In der Klinik sei sie in erster Linie wegen des Scheidungskonfliktes und ihrer gestörten Persönlichkeit behandelt worden. Sie werde aber seit mehreren Jahren immer wieder depressiv, auch ohne greifbare Auslöser. Im Entlassungsbericht der Klinik seien folgende Diagnosen gestellt worden: Akute Belastungsreaktion; Anpassungsstörung sowie Kleptomanie.

Psychodiagnostik:
Durchschnittliche Intelligenz bei Überwiegen der praktischen Intelligenz. Konzentrationsschwäche.

Persönlichkeit:
Kathrin N. ist eher einfach strukturiert, haltsuchend, lebensgeschichtlich traumatisiert, jedoch von einer Wunschwelt betont.

Neurologische Durchuntersuchung:
Unauffällig.

Hamilton-Score:

12: Leichte Depression.

Akzeptanz-Verwerfungsfragebogen:

Kathrin N. ist zwar in den Relevanzbereichen der Durchsetzung und Problemlösung auf Akzeptanz ausgerichtet, in ihrem kommunikativen Anspruchsniveau und in ihrer Gefühlswelt hat sie jedoch einen radikalen selbstverwerfenden Handlungsstil.

Salzburger Subjektive Verhaltensanalyse (Abb. 26)

Folgende Verhaltensmodalitäten kann Kathrin N. zeitweise nicht mehr ausführen:

Aufmerksam- und Konzentriertsein:
„Wenn mir meine Probleme durch den Kopf gehen, kann ich mich nicht mehr darauf konzentrieren, was um mich vorgeht. Wenn ich dann versuche, die Zeitung zu lesen, verstehe ich meistens nicht, was ich lese."

Stuhldrang:
„Ich bin oft tagelang verstopft, auch wenn ich keine Schokolade esse. Das ist schon seit Jahren so. Ich wurde auch schon einmal diesbezüglich durchuntersucht. Der Arzt hat damals gesagt, dass meine Verstopfungsphasen ein psychosomatisches Symptom seien. Von den Medikamenten kann es auch nicht kommen, weil ich Zeiten tagelanger Verstopfung schon von Jugend an habe."

Frei und glücklich sein, sich freuen, fröhlich sein und lachen:
„Es kommt immer etwas Negatives daher. Da ist mir das Lachen vergangen. Ich fühle mich einfach bedrückt. Ich kann mich derzeit überhaupt nicht freuen, auch wenn ich etwas für mich Positives erfahre."

Streiten:
„Ich muss zwar für meine Kinder kämpfen, ich mache jedoch nur schriftliche Eingaben, weil ich unfähig bin, mit jemandem persönlich zu streiten."

Proband: Kathrin N.
Alter: 27 Jahre, weiblich

Verhaltensmodalitäten   Häufigkeitsverteilung   Erklärung

ja (1) / nein (0)

Nr.	Verhalten	zeitweise NIE	Seltener	Unver-ändert	Öfters	zeitweise STÄNDIG	1	0
1	Schlafen					x	1	
2	Erbrechen			x				
3	Aufmerksam + Konzentriert sein	x					1	
4	Gierig sein					x		0
5	Schenken			x				
6	Essen					x	1	
7	Stuhldrang	x						0
8	Sich bewegen			x				
9	Erstarren (sich nicht bewegen können)					x	1	
10	Angst haben			x				
11	Glücklich sein	x					1	
12	Sich auseinandersetzen mit Menschen, Situationen, Problemen	x					1	
13	Personen ausweichen					x	1	
14	Sich sexuell betätigen			x				
15	Sich geistig beschäftigen			x				
16	Trinken					x	1	
17	Harndrang			x				
18	Streiten	x					1	
19	Friedfertig sein			x				
20	Kämpferisch sein					x	1	
21	(Alles) über sich ergehen lassen			x				
22	Neidig sein			x				
23	Gönnen			x				
24	Arbeiten			x				
25	Ruhen					x		0
26	Reden		x					
27	Zuhören		x					
28	Sich freuen	x						0
29	Sich ärgern					x	1	
30	Lachen	x					1	
31	Weinen					x		0
32	Zwischenmenschliche Kontakte pflegen	x					1	
33	Sich zurückziehen					x	1	
34	Fröhlich sein	x					1	
35	Traurig sein					x	1	

Abb. 26. SSV der depressiven Grundstörung

Sich auseinandersetzen mit Menschen, Situationen und Problemen:
„Wie ich schon gesagt habe, wenn mir alles zu viel wird und ich ruhen muss, dann bin ich unfähig, mich mit meiner Umgebung auseinanderzusetzen. Es wäre aber viel besser, wenn ich es täte. Manchmal denke ich mir, dass ich vielleicht so viele Probleme habe und sie nicht bewältigen kann, weil ich wie zwei meiner Verwandten Depressionen habe und daher das Leben eigentlich keinen Sinn hat."

Folgende Verhaltensmodalitäten muss Kathrin N. zeitweise ständig ausführen:

Schlafen:
„Ich habe so viele Probleme, dass ich auch untertags stundenweise vor Erschöpfung wegschlafe."

Sich ärgern:

„Ich muss mich ständig wegen meiner Probleme ärgern, weil sie kein Ende nehmen. Allerdings ist mir aufgefallen, wenn ich gut beisammen bin, kann mich kaum etwas aus der Ruhe bringen".

Weinen:

„Vor der Regel sitzen seit Jahren die Tränen locker. Während meines Klinikaufenthaltes und auch schon vorher haben mich Weinanfälle überkommen, obwohl nichts Besonderes passiert ist. Man kann sagen, dass das eben eine Depression ist. Aber wirklich verstehe ich diese Weinanfälle nicht."

Gierig sein (Essen, Stehlen):

„Ich habe Tage, wo mich plötzlich ein unstillbares Verlangen nach allen möglichen Dingen überkommt. So lange es nur Schokolade ist, geht es noch. Aber ich muss auch immer wieder einkaufen gehen, obwohl ich weiß, dass ich dann Waren nehme, die ich mir gar nicht leisten kann. Während meines letzten Klinikaufenthaltes bin ich in einen Großmarkt gegangen und habe alle möglichen Esswaren in das Wagerl geworfen, meine Gier war geradezu unstillbar. Dann bin ich endlich erwischt worden, wie ich die Sachen in meine Einkaufstasche geschoben habe. Ich musste mich irgendwie auffüllen. Es ist schon geil, wenn ich mir zum Beispiel eine Dose Kaviar einstecke, aber ich habe dabei auch ein ungutes Gefühl, als ob ich schon wüsste, dass ich dafür bestraft werde. Meine Therapeutin meint, dass ich mir bei diesen Diebstählen etwas Gutes tun möchte und mir dadurch Schuldgefühle als Selbstbestrafung erzeuge. Das mag schon auch eine Rolle spielen. Ich verstehe aber trotzdem diesen sinnlosen Drang nach Dingen überhaupt nicht."

Erstarren:

„Es kommt zeitweise vor, dass ich in der Früh aufwache und in der Tür einen unheimlichen Schatten sehe, dann erstarre ich minutenlang vor Angst."

Personen ausweichen, sich zurückziehen und Ruhen:

„Vor dem Klinikaufenthalt habe ich mich tagelang total zurückgezogen, um niemanden zu treffen. Ich musste Ruhe haben. Ich hatte zu dieser Zeit so viele Scherereien mit dem Ehemann, der Obsorge der

Kinder, finanzielle Probleme usw., dass ich völlig erschöpft gewesen bin."

Trinken:

„Durch die Medikamente habe ich einen derart trockenen Mund bekommen, dass ich ständig Wasser trinken muss."

Kämpfen:

„Ich muss ständig um meine Kinder kämpfen. Ich glaube nicht, dass das krankhaft ist, sondern es sind meine Muttergefühle."

Interpretation

Bei dieser Patientin zeigt sich in der Hamilton-Skala nur eine leichte Depression, im SSV hingegen eine massive depressive Grundstörung mit 21 Extrempositionen, 12 davon im Sinne des zeitweise Tun-Müssens. Da die Patientin nur bei fünf Extrempositionen keine subjektiv ausreichende Erklärung hat und daher die subjektiven Erklärungen deutlich überwiegen, kann man von einer deutlichen reaktiven Komponente der depressiven Grundstörung sprechen und das nicht erklärbare depressive Verhalten als „endogen" bezeichnen, was früher endo-reaktive Depression genannt wurde. Da auch im klinischen Eindruck die reaktive Komponente vordergründig war, ist es verständlich, dass in der Entlassungsdiagnose der Klinik eine Anpassungsstörung im Sinne einer längeren depressiven Reaktion diagnostiziert wurde. Man kann auch sagen, dass die anlagemäßige Depressionsneigung (positive Familienanamnese) durch massive psychosoziale Probleme (Missbrauch, Ablehnung, Ehescheidung, Wegnahme der Kinder) voll zum Tragen gekommen ist, worauf die massive Verschiebung der Verhaltenspalette hinweist.

Leidet Kathrin N. unter Suizidgedanken, so ist sie hoch selbstmordgefährdet, da sie ein „suizidales Achsensyndrom" (Mitterauer, 1981) hat. Dabei ist nicht nur die Depression, sondern auch die suizid-positive Familienanamnese zu berücksichtigen. Ferner zeigt sich im Akzeptanz-Verwerfungsfragebogen auch ein radikaler selbstverwerfender Handlungsstil in den Relevanzbereichen des kommunikativen Anspruchsniveaus und der Gefühlswelt. Ist diese Fähigkeit zur Selbstverwerfung (Selbsttötung) epigenetisch oder pränatal determiniert, weil die Mutter Kathrin bereits am Beginn ihrer Existenz verwerfen wollte?

Ich habe diese Falldarstellung mit „Depression und Pseudokleptomanie" überschrieben. Dieser thematische Zusammenhang soll nun näher beleuchtet werden. In der gängigen Diagnostik ist die Kleptomanie eine Störung der Impulskontrolle mit folgenden diagnostischen Kriterien (DSM IV 312.32):

- Wiederholtes Versagen, Impulsen zum Stehlen von Gegenständen zu widerstehen, die weder zum persönlichen Gebrauch noch wegen ihres Geldwertes benötigt werden
- Zunehmendes Gefühl von Spannung unmittelbar vor Beginn des Diebstahls
- Vergnügen, Befriedigung oder Entspannung beim Begehen des Diebstahls
- Das Stehlen wird nicht begangen, um Wut oder Rache auszudrücken und erfolgt nicht als Reaktion auf Wahnphänomene oder Halluzinationen.
- Das Stehlen kann nicht besser durch eine Störung des Sozialverhaltens, eine manische Episode oder eine antisoziale Persönlichkeitsstörung erklärt werden.

Anhand eines repräsentativen forensischen Fallmaterials konnten wir jedoch zeigen, dass Delinquente, die meist schon mit der Diagnose einer Kleptomanie zur Begutachtung der Schuldfähigkeit gekommen sind, eine depressive Grundstörung hatten (Griebnitz, 1997). Dabei stellen die dranghaften Diebstähle nicht nur eine psychodynamisch verständliche Selbstzuwendung einer Depressiven dar, die sich in jeder Hinsicht vernachlässigt fühlt (Schmale, 1972), sondern es handelt sich in den meisten Fällen um ein dranghaftes Gierigsein. So gesehen ist die so genannte Kleptomanie eigentlich ein Depressionssymptom, sodass wir von einem pseudokleptomanen Verhalten sprechen. Auch Lejoyeux et al (2002) haben bei Kleptomanen einen Zusammenhang mit depressiven Episoden gefunden. Bei diesen Patienten ist daher eine Verhaltenstherapie nur dann erfolgreich, wenn sie gleichzeitig auch eine antidepressive Basistherapie erhalten. Oft ist nur die letztere Behandlungsmaßnahme erforderlich.

Auch wenn man davon ausgeht, dass es die Kleptomanie als eigenständige Störung der Impulskontrolle gibt, demonstriert die vorliegende Falldarstellung, dass das dranghafte Stehlen dieser Patientin nur ein Symptom an der Spitze eines Eisberges zahlreicher extremer Verhaltensauslenkungen ist. Da Kathrin N. durch ihr Verhalten delinquent geworden ist, mussten wir die Frage der Schuldfähigkeit zu den Tatzeiten beurteilen, was alles andere als einfach ist.

Wir haben zunächst das differenzialdiagnostische Ergebnis, so wie hier diskutiert, dem Gutachten zugrunde gelegt. Was das Unrechtseinsichtsvermögen zu den Tatzeiten betrifft, so hatte Kathrin N. keine psychobiologische Störung, mit welcher die Aufhebung der Unrechtseinsicht einhergegangen wäre. Depressive Menschen sind ja geradezu übersensibel, was ein unrechtes Handeln betrifft, empfinden sogar Schuldgefühle, wenn sie gar kein Unrecht begangen haben. Anders verhält es sich jedoch mit der Steuerungs- oder Hemmungsfähigkeit des zur Tat führenden Handlungsablaufs.

Legt man unser Depressionsmodell zugrunde, so resultiert der Diebstahlsakt aus einer depressiven Gier im Sinne des Tun-Müssens. Man müsste daher von vornherein von einer gezielten, jedoch ungehemmten Handlung ausgehen, sodass die Patientin schuldunfähig gewesen wäre. Die Begutachtung der Steuerungsfähigkeit hat aber differenzierter vorzugehen. Aus dem Gerichtsakt war nämlich zu entnehmen, dass Kathrin N. sich bei den jeweiligen Diebstahlshandlungen umgesehen hat, ob sie beobachtet wird. Erst als sie sich unbeobachtet fühlte, hat sie zugegriffen. Die Taten sind daher nicht impulsartig im Sinne einer Aufhebung der Impulskontrolle abgelaufen, sondern es war noch ein vorübergehendes Hemmungsvermögen gegeben. Allerdings musste dann schließlich die Tat dennoch im Sinne eines depressiven Tun-Müssens ausgeführt werden. Kathrin N. wurde daher als noch schuldfähig beurteilt, wobei die Schuldfähigkeit durch die Determinanten der Depression sowie einer psychosozialen Belastungssituation erheblich beeinträchtigt war.

Depression und Harndrang

Falldarstellung

Erich Z. ist ein 45-jähriger Polizist, der an rezidivierenden depressiven Episoden leidet und zuletzt sogar mit der Dienstwaffe einen Selbstmordversuch verübt hat.

Lebensgeschichte:
Erich Z. wurde in Braunau als Sohn eines Hausmeisterehepaares geboren. Er hat noch einen jüngeren Bruder und eine ältere Schwester.

Die Kindheit sei im Grunde schön gewesen, allerdings durch die Depressionsschübe der Mutter immer wieder getrübt, vor allem wenn die Mutter in die Klinik gebracht werden musste. Nach dem problemlosen Besuch der Grundschule hat er die Handelsakademie besucht und erfolgreich mit der Matura abgeschlossen. Zunächst hat er in einem Steuerbüro gearbeitet. Erich Z. hat sich jedoch dann seinen Jugendtraum erfüllt und ist in den Polizeidienst eingetreten. Er ist verheiratet und Vater von zwei Töchtern. Zuletzt war die Ehe durch sein sexuelles Verhältnis zu einer Kollegin schwer belastet.

Krankheitsanamnese:
In der mütterlichen Verwandtschaft besteht eine Depressionsneigung. Keine besonderen körperlichen Erkrankungen.

Suchtanamnese:
Erich Z. ist alkohol- und drogenabstinent. Als Leistungssportler ist er auch Nichtraucher.

Stimmungsanamnese:
Die erste depressive Episode ist nach der Geburt der zweiten Tochter aufgetreten. Erich Z. stellte sich damals die Sinnfrage, ob man überhaupt Kinder zeugen soll. Er erfüllte zwar seine Dienstpflichten, lebte aber sonst zurückgezogen und „grübelnd", was auch die Familie sehr belastet hat.

Zu meiner Behandlung führte dann eine weitere schwere depressive Episode bei gleichzeitigem Selbstmordversuch. Er hat sich die Dienstwaffe an die Brust gesetzt, wobei es zu einem Durchschuss zwischen Herz und Milz gekommen ist. Erich Z. hat diese schwere Körperverletzung jedoch ohne gröbere körperliche Beeinträchtigungen überlebt. Selbstmordgedanken seien ihm schon seit der Kindheit erinnerlich. Auslösend für die Depression und den Selbstmordversuch dürfte ein längeres sexuelles Verhältnis zu einer Kollegin gewesen sein, welches ihm zunehmend Schuldgefühle seiner Familie gegenüber bereitet.

Psychodiagnostik:
Durchschnittliche intellektuelle Ausstattung, leichte Konzentrationsschwäche bei Dauerbelastung.

Persönlichkeit:
Hoch leistungsorientiert bis perfektionistisch. Narzisstisch-kränkbar.

Neurologische Durchuntersuchung:
Unauffällig.

Hamilton Depressions-Score:
24: Mittelschwere depressive Episode.

Urologische Durchuntersuchung:
„Reizblase" ohne krankhaften Befund.

Akzeptanz-Verwerfungsfragebogen:
Erich Z. ist im Relevanzbereich der Durchsetzung von Wünschen und Bedürfnissen auf zwischenmenschliche Akzeptanz ausgerichtet. Sein kommunikatives Anspruchsniveau ist jedoch radikal verwerfend. Dasselbe gilt für die Gefühlswelt. Was den Relevanzbereich der Problemlösung betrifft, so sind Akzeptanz und Verwerfung ausgewogen. Jedenfalls sind die Items, welche die Fähigkeit zur Selbstverwerfung erfassen, extrem erhöht.

Salzburger Subjektive Verhaltensanalyse (Abb. 27)

Folgende Verhaltensmodalitäten konnten im Vergleich zum Normalzustand zeitweise nicht ausgeführt werden:
Schlafen; frei und glücklich sein; sich freuen sowie fröhlich sein.

Folgende Verhaltensmodalitäten musste Erich Z. hingegen zeitweise ständig ausführen:

Angst haben:
„Ich habe schon einige gefährliche Einsätze als Polizist hinter mir, war aber nie besonders ängstlich. Seit einigen Wochen lebe ich oft stundenlang in einer Zukunftsangst, weil ich nicht mehr weiß, wie mein Leben weitergehen soll."

Proband: Erich Z.
Alter: 45 Jahre, männlich

Verhaltensmodalitäten	Häufigkeitsverteilung	Erklärung
		ja (1) / nein (0)

Nr.	Verhalten	zeitweise NIE	Seltener	Unver-ändert	Öfters	zeitweise STÄNDIG	1	0
1	Schlafen	x						0
2	Erbrechen			x				
3	Aufmerksam + Konzentriert sein		x					
4	Gierig sein			x				
5	Schenken			x				
6	Essen		x					
7	Stuhldrang			x				
8	Sich bewegen			x				
9	Erstarren (sich nicht bewegen können)			x				
10	Angst haben					x		0
11	Glücklich sein	x						0
12	Sich auseinandersetzen mit Menschen, Situationen, Problemen		x					
13	Personen ausweichen		x					
14	Sich sexuell betätigen		x					
15	Sich geistig beschäftigen		x					
16	Trinken			x				
17	Harndrang					x		0
18	Streiten			x				
19	Friedfertig sein			x				
20	Kämpferisch sein			x				
21	(Alles) über sich ergehen lassen				x			
22	Neidig sein			x				
23	Gönnen		x					
24	Arbeiten		x					
25	Ruhen					x	1	
26	Reden		x					
27	Zuhören		x					
28	Sich freuen	x						0
29	Sich ärgern			x				
30	Lachen		x					
31	Weinen			x				
32	Zwischenmenschliche Kontakte pflegen			x				
33	Sich zurückziehen				x			
34	Fröhlich sein	x						0
35	Traurig sein					x		0

Abb. 27. SSV der depressiven Grundstörung

Harndrang:

„Ich bin in den letzten Monaten fast wöchentlich zum Urologen gegangen, weil ich unter einem ständigen Harndrang leide, obwohl ich nicht viel trinke. Wenn ich mit jemandem beisammen bin, muss ich manchmal alle zehn Minuten den Raum verlassen, um zu urinieren. Der Urologe hat nichts bei mir gefunden, die verschiedenen Behandlungsversuche einschließlich Antibiotika haben nicht viel gebracht. Man nennt das anscheinend eine Reizblase. Jetzt hat er mich noch dazu zum Psychiater geschickt. Ich stehe ratlos dieser ganzen Sache gegenüber."

Ruhen und Traurigsein:

„Ich sitze oft stundenlang am Küchentisch, weil ich mich da am besten ausruhen kann. Dann schaue ich in die Luft und denke nichts und mache nichts. Nach einiger Zeit überkommt mich jedoch eine Traurigkeit, die meinen ganzen Körper erfasst. Mein Eheproblem habe ich mittlerweile gelöst und ich habe mich mit meiner Frau wieder ausgesöhnt und die Freundin verlassen. Ich hätte eigentlich keinen Grund mehr, traurig zu sein. Aber mit der Traurigkeit und meinem Ruhebedürfnis ist es genau so wie mit meiner Reizblase, es wissen die Götter, wo mein Zustand herkommt."

Interpretation

Während dieser Patient im SSV die typischen Depressionssymptome zeigt, fällt hier dennoch das Symptom des ständigen Harndranges im Sinne eines depressiven Tun-Müssens auf. Da der Harndrang keine organisch-urologische Ursache hat, ist er bei diesem Patienten Symptom einer depressiven Grundstörung.

Erfahrene Urologen haben es immer wieder mit Patienten zu tun, deren ständiger Harndrang schließlich als Reizblase bezeichnet wird, weil die übliche urologische und neurologische Abklärung keinen krankhaften Befund ergibt. Obwohl man aus dem Alltagsverhalten und der ärztlichen Begegnung bei diesen Patienten keine Hinweise auf eine zugrunde liegende Depression erkennt, wird die Reizblase schließlich mit einem klassischen Antidepressivum behandelt, wobei sich ein gewisser Erfolg zeigt. Hier haben wir es mit einer „ex juvantibus-Diagnose" der Depression zu tun. Besonders interessant dürfte dabei sein, dass Antidepressiva, die in die cholinerge synaptische Neurotransmission eingreifen, am wirksamsten sind.

Man kann nun argumentieren, dass es sich beim ständigen Harndrang dieses Patienten nur um ein psychosomatisches oder neurotisches Symptom handelt, da er vor allem durch sein außereheliches sexuelles Verhältnis in eine belastende familiäre Konfliktsituation geraten ist. Eine eingehende Exploration hat jedoch ergeben, dass er den Urologen das erste Mal bereits zur Zeit der glücklichen ersten Ehejahre aufgesucht hat. Damals habe er auch keinen beruflichen Stress gehabt. Störungen des autonomen Nervensystems im Rahmen der Depression sind seit vielen Jahren als vegetative Symptomatik bekannt und betreffen auch die Harnblase, in der Hamilton-Depressionsskala als Pollakisurie festgehalten. Folgt man unserem Depressionsmodell, so ist ein ständiger Harndrang nicht in erster Linie eine vegetative Begleitsymptomatik, sondern kann ein vorherrschendes Depressionssymptom darstellen.

Bei diesem Patienten stand nach klassischer Diagnostik die depressive Episode außer Zweifel. Die Analyse der Verhaltensmodalitäten hat jedoch gezeigt, dass der ständige Harndrang eine nicht unwesentliche Komponente der depressiven Grundstörung darstellt. Umgekehrt könnte unser Modell der Depression für die Psychosomatik von Interesse sein, wenn es darum geht, Patienten nicht nur „ex juvantibus" mit einem Antidepressivum als ultima ratio zu behandeln, sondern auch ein Erklärungsmodell für den Patienten zur Verfügung zu haben, was die biologischen Entstehungsbedingungen dieses quälenden Symptoms betrifft. Der depressive Mensch leidet ja nicht nur unter seinen Verhaltensveränderungen, sondern vor allem auch unter dem Verlust des Selbstverständnisses.

Legt man dem schweren Selbstmordversuch das Ergebnis des Akzeptanz-Verwerfungsfragebogens zugrunde, so hat Erich Z. die Fähigkeit zur Selbstverwerfung im Sinne einer Verwerfungsdepression. Zum Zeitpunkt seines Entschlusses zur Selbsttötung hat er sich von der mitmenschlichen Umgebung abgewandt, indem er sich in den Keller seines Wohnhauses unter der Vorgabe, eine Wasserleitung zu reparieren, zurückgezogen hat. Dass der Schuss das Herz verfehlt hat, ist nicht als gezieltes Handeln, sondern als Fehlleistung eines zum Suizid Entschlossenen zu interpretieren. Da Erich Z. im zwischenmenschlichen Kontakt auf Anpassung und Freundlichkeit ausgerichtet ist – ein freundlicher Polizist – sind suizidprophylaktische Maßnahmen im Falle des Auftretens von Depressionssymptomen von besonderer Bedeutung, da aus seinem Verhalten die Fähigkeit zur radikalen Selbstverwerfung nicht zu erkennen ist.

Depression und Diarrhö

Falldarstellung

Anna A. ist 42 Jahre alt, geschieden, lebt alleine und hat keine Kinder. Sie befindet sich wegen einer depressiven Episode im Krankenstand.

Lebensgeschichte:
Anna A. ist Einzelkind eines Arztes und einer Hausfrau. Sie habe eine schöne Kindheit und Jugendzeit verbracht. Von der Mutter sei sie verwöhnt worden, den Vater habe sie allerdings als überstreng erlebt. Sie sollte nach dem Willen des Vaters nicht nur Ärztin werden, sondern auch eine akademische Laufbahn einschlagen. Im Gymnasium sei sie zunächst eine sehr gute Schülerin gewesen, sei jedoch in eine schwere Pubertätskrise geraten und habe schließlich die Matura nicht geschafft. Sie sei dann als Pflegehelferin bis zur ersten Eheschließung tätig gewesen. Der Ehemann habe sie oft geschlagen, sodass sie sich nach zwei Ehejahren scheiden habe lassen. Ein halbes Jahr danach habe sie wieder geheiratet. Diese Ehe sei nach acht Jahren geschieden worden, da dieser Ehemann außereheliche Verhältnisse mit diversen Frauen gehabt habe. Seither lebe sie alleine. Beide Ehen seien kinderlos geblieben. Zuletzt habe sie als Altenpflegerin gearbeitet. Mit den Eltern pflege sie nach wie vor einen guten Kontakt.

Krankheitsanamnese:
In der Blutsverwandtschaft seien ihr keine Nervenleiden oder Selbstmorde bekannt.

Sie habe mehrere Sportverletzungen im Kniebereich erlitten. Seit einigen Jahren leide sie an Muskelschmerzen am ganzen Körper. Vor allem aber habe sie es mit Durchfällen zu tun, wobei die Verdachtsdiagnose eines Reizdarmsyndroms gestellt wurde. Die bisherigen Durchuntersuchungen sind jedoch ohne krankhaften Befund verlaufen.

Sexualanamnese:
Menarche mit 13 Jahren, seither regelmäßige Menses. Kein prämenstruelles Syndrom. Keine Verhaltensstörung im Sexualbereich.

Suchtanamnese:
Alkohol trinke sie nur bei feierlichen Anlässen. Sie konsumiere keine
Drogen. Sie rauche 15 Zigaretten pro Tag. Derzeit erhalte sie eine an-
tidepressive Medikation.

Stimmungsanamnese:
Normalerweise sei sie ein fröhlicher Mensch. Wenn sie allerdings
in ein Tief falle, dann breche die Welt für sie zusammen. Sie habe
dann eigentlich keine richtige Depression, sondern starke körperliche Beschwerden, vor allem störende Durchfälle und quälende Muskelschmerzen. Lebensüberdrüssig sei sie dabei nie geworden. Sie sei
ein Typ, der alles schicksalshaft über sich ergehen lässt. Seit drei Monaten habe sie wieder Muskelverspannungen und vor allem Durchfälle, sodass sie in den Krankenstand gehen musste. Mittlerweile sei
jedoch eine Depression diagnostiziert worden, sodass sie Antidepressiva einnehmen müsse.

Psychodiagnostik:
Überdurchschnittliche Intelligenz. Leichte Konzentrationsschwäche.

Persönlichkeit:
Zur Abhängigkeit neigender Persönlichkeitstyp mit erhöhter narziss-
tischer Vulnerabilität. Belastende Lebenssituation durch die hohen
Ansprüche des Vaters und die beiden Scheidungen.

Neurologische Durchuntersuchung:
Unauffällig.

Hamilton Depressions-Score:
24: Mittelschwere depressive Episode.

Akzeptanz-Verwerfungsfragebogen:
In allen Relevanzbereichen überwiegt ein auf Akzeptanz ausgelegter
Handlungsstil.

Salzburger Subjektive Verhaltensanalyse (Abb. 28)

Folgende Verhaltensmodalitäten können im Vergleich zum Normalzustand zeitweise nicht ausgeführt werden:

Schlafen; Essen; frei und glücklich sein; sich geistig beschäftigen; sich freuen; lachen; fröhlich sein; arbeiten. Für diese Verhaltensauslenkungen hat Anna A. keine subjektiv ausreichenden Erklärungen.

Folgende Verhaltensmodalitäten müssen zeitweise ständig ausgeführt werden:

Stuhldrang:

„Ich habe seit mehreren Jahren Zeiten, in denen ich zunächst Durchfälle habe, dann jedoch der Stuhldrang weiter bestehen bleibt und ich alle zehn Minuten auf die Toilette gehen muss, jedoch keine Darmentleerung mehr erfolgt. Ich bin dann unfähig, einer beruflichen Tätigkeit nachzugehen oder mich in Gesellschaft zu begeben. Ich habe mittlerweile aufwändige Durchuntersuchungen über mich ergehen lassen müssen, die jedoch keine Erklärung für diesen Stuhldrang ergaben. Seit man auf die Idee gekommen ist, dass ich zusätzlich an einer Depression leide und ich antidepressive Medikamente einnehme, sind die Durchfälle deutlich seltener geworden und nicht mehr so stark. Mein Internist hat gemeint, dass die Durchfälle auch mit der Depression zusammenhängen könnten, eine überzeugende Begründung hat er jedoch nicht."

Angst haben:

„Wenn ich diesen ständigen Stuhldrang habe, überkommt mich eine Angst, dass ich krebskrank bin und bald sterben muss. Ich habe aber dann auch Angst vor jeder kleinen Veränderung, weil ich vermute, dass ein negatives Ereignis eintritt. Ich vermute, dass ich deshalb ängstlich geworden bin, weil mir eigentlich niemand sagen kann, woher meine Durchfälle kommen".

Personen ausweichen:

„Auch in Zeiten, wo ich keine Durchfälle habe, bin ich nicht nur ängstlich, sondern will mit Menschen nichts zu tun haben und vermeide soweit wie möglich alle Begegnungen. Das verstehe ich überhaupt nicht, weil ich einen sehr netten Bekanntenkreis habe."

Proband: Anna A.
Alter: 42 Jahre, weiblich

Verhaltensmodalitäten   Häufigkeitsverteilung   Erklärung

ja (1) / nein (0)

Nr.	Verhalten	zeitweise NIE	Seltener	Unver-ändert	Öfters	zeitweise STÄNDIG	1	0
1	Schlafen	x						0
2	Erbrechen			x				
3	Aufmerksam + Konzentriert sein		x					
4	Gierig sein			x				
5	Schenken			x				
6	Essen	x						0
7	Stuhldrang					x		0
8	Sich bewegen		x					
9	Erstarren (sich nicht bewegen können)			x				
10	Angst haben					x		0
11	Glücklich sein	x						0
12	Sich auseinandersetzen mit Menschen, Situationen, Problemen			x				
13	Personen ausweichen					x		0
14	Sich sexuell betätigen			x				
15	Sich geistig beschäftigen	x						0
16	Trinken			x				
17	Harndrang			x				
18	Streiten			x				
19	Friedfertig sein			x				
20	Kämpferisch sein			x				
21	(Alles) über sich ergehen lassen				x			
22	Neidig sein			x				
23	Gönnen			x				
24	Arbeiten	x						0
25	Ruhen					x	1	
26	Reden		x					
27	Zuhören			x				
28	Sich freuen	x						0
29	Sich ärgern			x				
30	Lachen	x						0
31	Weinen					x		0
32	Zwischenmenschliche Kontakte pflegen		x					
33	Sich zurückziehen					x		
34	Fröhlich sein	x						0
35	Traurig sein					x		0

Abb. 28. SSV der depressiven Grundstörung

Ruhen:

„Wenn ich einen ständigen Stuhlgang habe, gerate ich in einen Erschöpfungszustand und muss mich einfach hinlegen. Ich brauche dann absolute Ruhe. Dieses Bedürfnis nach Ruhe muss mit dem Stress zusammenhängen, der durch das ständige auf die Toilette Laufen entsteht."

Weinen und traurig sein:

„Wenn ich mit meinem Stuhlgang voll beschäftigt bin, gerate ich zwar in Erschöpfungszustände, in denen ich ein großes Ruhebedürfnis habe, fühle mich aber meist nicht traurig. Es gibt aber Tage, an denen ich beim Aufwachen in der Früh tiefst traurig bin und dann auch beim Frühstück noch weinen muss. Darüber habe ich meinem Internisten erst vor kurzem erzählt, was ihn vermutlich auf die Idee einer Depression gebracht hat. Ich habe ihm aber gesagt, dass es nicht meine Darmprobleme sind, die mich traurig machen und zum Weinen bringen, sondern dass mich diese Zustände spontan überkommen."

Interpretation

Geht man zunächst davon aus, dass bei dieser Patientin schon vor der Diagnose einer Depression die Verdachtsdiagnose eines Reizdarmsyndroms mit Diarrhö gestellt wurde, so ist die Rolle der Diarrhö diagnostisch von besonderer Bedeutung. In der Psychosomatik gilt es zwar mittlerweile als gesichert, dass Depressionen und Angststörungen beim Reizdarmsyndrom von Bedeutung sein können (Moser, 2007), dass die Diarrhö aber ein typisches Depressionssymptom darstellen kann, ist bisher unbekannt. Man hat die Erfahrung gemacht, dass bei schweren Reizdarmsyndromen die Gabe von Antidepressiva – vergleichbar der Reizblase – als ultima ratio eine Linderung zeitigen kann, was sich allerdings durch unser Modell der Depression erklären lässt.

Wie bereits dargelegt, führen die tripartiten Synapsen, wenn sie aufgrund eines Überschusses von astrozytären Rezeptoren hyperintentional operieren, zu einer Verschiebung der normalen Palette psychobiologischen Verhaltens. Abhängig vom Ausprägungsgrad der synaptischen Hyperintentionalität und dem betroffenen Neurotransmittertyp sind die Verhaltensmodalitäten unterschiedlich stark verändert. Sind beispielsweise cholinerge synaptische Systeme besonders gestört, dann wirkt sich diese synaptische Störung über das autonome Nervensystem als Veränderung gastrointestinaler Entscheidungsfunktionen besonders beeinträchtigend auf die Patienten aus. Hier handelt es sich nicht um „vegetative Begleitsymptome" der Depression, sondern um reine Depressionssymptome. Im Falle einer anhaltenden Diarrhö ist es ein dranghaftes Tun-Müssen ohne subjektiv ausreichende Erklärung dieser Verhaltensstörung. Was die Anwendung trizyklischer Antidepressiva betrifft, so wirken diese bekanntlich auch auf die Neurotransmission in cholinergen Synapsen und sind daher den Reuptake-Hemmern deutlich überlegen.

Gewiss, es ist empirisch gesichert (Moser, 2007), dass persönliche Schwierigkeiten und Lebensstress bis hin zu posttraumatischen

Störungen für das Reizdarmsyndrom eine kausale Rolle spielen, hat ein Patient jedoch die biologische Konstellation, hyperintentionale Synapsen produzieren zu können, dann bestimmt diese synaptische Veränderung das Verhalten des Patienten im Sinne der Depression, wobei exogene Faktoren auslösend sein können oder eine spontane synaptische Störung auftritt. Es verwundert daher nicht, dass bei schweren Reizdarmsyndromen die Psychotherapie an ihre Grenzen gerät und ein klassisches Antidepressivum eingesetzt wird.

Wir haben in unseren bisherigen klinischen Untersuchungen depressiver Patienten die Diarrhö als depressives Symptom des Tun-Müssens nachweisen können. Überlegt man sich aber, dass Anna A. bereits vor der Diagnose einer Depression wegen Darmprobleme ohne organisches Substrat ärztliche Hilfe gesucht hat, so könnte das Wissen um das Phänomen einer „diarrhöischen Depression" bei so manchem Patienten den Leidensweg lindern. Ich spreche bewusst von einer Linderung, da die derzeitige antidepressive Medikation keinen gezielten Erfolg zeigt, was mit den nach wie vor mangelhaften Modellen der biologischen Entstehungsbedingungen der Depression zusammenhängt. Solange Antidepressiva nicht den Überschuss der glialen Rezeptoren korrigieren, müssen sich die Pharmakonzerne das Ergebnis der Studie von Kirsch et al (2008) gefallen lassen, dass zwischen Placebowirkung und Antidepressiva kein signifikanter Unterschied besteht. Dieses Untersuchungsergebnis ist vielleicht übertrieben, aber es sollte zumindest zum Nachdenken anregen und zu einer Öffnung für neue Ansätze führen, sodass beispielsweise auch unser Modell der Depression experimentell überprüft wird.

Depression und Erstarren

Falldarstellung

Es handelt sich um die 52-jährige verheiratete Verkäuferin Anita G. Zum Zeitpunkt unserer Untersuchung befand sie sich in stationärer psychiatrischer Behandlung.

Lebensgeschichte:
Anita G. stammt aus einer kinderreichen Bauernfamilie. Sie ist in intakten Familienverhältnissen aufgewachsen. Sie habe jedoch unter der strengen und ablehnenden Erziehung der Mutter gelitten. Für die

Mutter sei sie wahrscheinlich ein unerwünschtes Kind gewesen. Die Grundschule und die Ausbildung zur Verkäuferin habe sie problemlos absolviert. Eigentlich hätte sie Mathematik studieren wollen, weil sie in diesem Fach immer die Beste gewesen sei. 23-jährig habe sie einen Versicherungskaufmann geheiratet. Aus der Ehe stamme ein Sohn, der als Physiker tätig sei. Sie habe bis zuletzt in ihrem erlernten Beruf gearbeitet und habe es zur Abteilungsleiterin eines namhaften Großmarktes gebracht. In der Ehe gebe es keine besonderen Probleme.

Krankheitsanamnese:
In der Blutsverwandtschaft seien ihr keine Nervenleiden oder Selbstmorde bekannt. Kinderkrankheiten habe sie die üblichen gehabt. Sie habe zahlreiche Operationen über sich ergehen lassen müssen wie eine Blinddarm- und Mandeloperation als Kind sowie eine Eierstockentfernung wegen Endometriose. Vor sechs Jahren sei ein gutartiger Brusttumor entfernt worden. Mehrere Sportverletzungen seien ebenfalls aufgetreten.

Suchtanamnese:
Sie rauche nicht und trinke keinen Alkohol. Drogen habe sie ebenfalls nie zu sich genommen.

Sexualanamnese:
Menarche mit 13 Jahren, deutliches prämenstruelles Syndrom. Die Regelblutung sei zuletzt nur unregelmäßig aufgetreten.

Stimmungsanamnese:
Mit 42 Jahren habe sie die erste depressive Episode durchgemacht. In den folgenden Jahren sei es zu einer zunehmenden psychophysischen Erschöpfung gekommen. Mit 46 Jahren sei die zweite depressive Episode aufgetreten, damals sei auch der geliebte Vater verstorben. Gleichzeitig bestand eine Ehekrise. Seither werde sie vom Nervenarzt regelmäßig mit einem Antidepressivum behandelt. Zuletzt ist es wiederum zu einer depressiven Episode mit einem stationären psychiatrischen Aufenthalt gekommen. Gleichzeitig bestand ein schwerer psychophysischer Erschöpfungszustand aufgrund beruflicher Überlastung. Ein Kuraufenthalt und die regelmäßige antidepressive Medikation haben jedoch zum Zeitpunkt unserer Untersuchung noch

keinen signifikanten Behandlungserfolg erbracht. Zeitweise ist Anita
G. auch suizidal.

In den letzten Monaten sind immer wieder „Krampfanfälle"
aufgetreten. Die Patientin konnte sich plötzlich nicht mehr rühren
und ist bis zu einer Viertelstunde völlig erstarrt, ohne jedoch das
Bewusstsein zu verlieren. Es kommt auch zu einem partiellen Erin-
nerungsverlust. Da die neurologische, neuroradiologische und neu-
rophysiologische Durchuntersuchung keine Hinweise auf ein epilep-
tisches Geschehen erbrachte, wurde in einer Fachklinik die Diagnose
„dissoziative Krampfanfälle" gestellt.

Psychodiagnostik:
Überdurchschnittliche intellektuelle Ausstattung, Konzentrationsschwäche bei Dauerbelastung.

Persönlichkeit:
Hoch leistungsorientiert, perfektionistisch. Narzisstisch-kränkbare
Persönlichkeitsstruktur.

Neurologische Durchuntersuchung:
Ohne krankhaften Befund.

Hamilton Depressions-Score:
18: Mittelschwere Depression.

Akzeptanz-Verwerfungsfragebogen:
Im Relevanzbereich des Materiellen ist die Patientin eher auf Akzeptanz ausgerichtet. Hingegen überwiegt in den Relevanzbereichen der
zwischenmenschlichen Kommunikation, der Problemlösung und
der Gefühlswelt ein radikal verwerfender Handlungsstil. Auch die
drei Items zur Abschätzung der Suizidalität weisen auf die Fähigkeit
zur Selbstverwerfung (Selbsttötung) hin.

Salzburger Subjektive Verhaltensanalyse (Abb. 29)

Folgende Verhaltensmodalitäten konnte die Patientin zeitweise nicht
ausführen:

Frei und glücklich sein; sich auseinandersetzen mit Menschen;
Situationen und Problemen; streiten; kämpfen; arbeiten; reden; sich
freuen; lachen; zwischenmenschliche Kontakte pflegen und fröhlich

Proband: Anita G.
Alter: 52 Jahre, weiblich

Verhaltensmodalitäten   Häufigkeitsverteilung   Erklärung

                                                                              ja (1) / nein (0)

Nr.	Verhalten	zeitweise NIE	Seltener	Unver-ändert	Öfters	zeitweise STÄNDIG	1	0
1	Schlafen					x		0
2	Erbrechen					x		0
3	Aufmerksam + Konzentriert sein		x					
4	Gierig sein			x				
5	Schenken			x				
6	Essen		x					
7	Stuhldrang			x				
8	Sich bewegen					x	1	
9	Erstarren (sich nicht bewegen können)					x		0
10	Angst haben				x			
11	Glücklich sein	x						0
12	Sich auseinandersetzen mit Menschen, Situationen, Problemen	x						0
13	Personen ausweichen					x	1	
14	Sich sexuell betätigen		x					
15	Sich geistig beschäftigen		x					
16	Trinken			x				
17	Harndrang			x				
18	Streiten	x						0
19	Friedfertig sein				x			
20	Kämpferisch sein	x						0
21	(Alles) über sich ergehen lassen			x				
22	Neidig sein			x				
23	Gönnen			x				
24	Arbeiten	x						0
25	Ruhen					x		0
26	Reden	x						0
27	Zuhören			x				
28	Sich freuen	x						0
29	Sich ärgern			x				
30	Lachen	x						0
31	Weinen			x				
32	Zwischenmenschliche Kontakte pflegen	x					1	
33	Sich zurückziehen				x			
34	Fröhlich sein	x						0
35	Traurig sein					x		0

Abb. 29. SSV der depressiven Grundstörung

sein. Für ihre anfänglich schwere depressive Episode kann sie keinen überzeugenden Auslöser finden und steht diesem massiven Nicht-Können ratlos gegenüber.

Folgende Verhaltensmodalitäten musste die Patientin zeitweise ständig ausführen:

Schlafen:
„Bevor ich in die Klinik gekommen bin, habe ich fast Tag und Nacht geschlafen. Ich habe diesen Dauerschlaf auf die Medikamente zurückgeführt und diese abgesetzt. Dann ist es mir noch schlechter gegangen."

Sich bewegen:
„Wenn ich einen Krampfanfall erleide, dann schlägt mein Erstarren in einen unstillbaren Bewegungsdrang um. Ich verlasse dann jedoch nicht die Wohnung, sondern renne zwischen den Zimmern umher. Vielleicht ist das eine Befreiungsreaktion auf meine vorher bestandene Bewegungsunfähigkeit.“

Erbrechen:
„Es kommt aber auch immer wieder vor, dass mir längere Zeit speiübel ist und ich sogar erbrechen muss. Ich habe dann versucht, weniger zu essen, was aber keinen hilfreichen Effekt hatte. Wenn ich meine Schlafzustände habe, dann wache ich oft wegen eines Brechreizes auf und befinde mich dann längere Zeit auf der Toilette, bis nichts mehr kommt. Dann bin ich total erschöpft und falle meist wieder in den Schlaf. Ich weiß nicht, woher das kommt, ich habe früher so gut wie nie erbrochen.“

Personen ausweichen:
„Ich habe nicht mehr die Kraft, mich mit jemandem zu unterhalten oder gar auseinanderzusetzen. Ich bin auch ängstlicher geworden, dass mich jemand mit meinem Zustand konfrontiert.“

Erstarren:
„Wenn ich diese Krampfanfälle habe, sie kommen manchmal jeden zweiten Tag und dauern meist eine Viertelstunde und länger, dann kann man sagen, dass ich völlig erstarre, mich total verkrampfe. Ich spüre zunächst ein Zittern, dann werde ich wie eingefroren. Ich kriege dann nicht mehr alles mit. Jemand hat es so beschrieben, dass ich ganz klein werde. Es gibt keine ärztliche Erklärung, woher diese Anfälle kommen. Man hat auch bisher keinen Auslöser gefunden.“

Ruhen:
„Nach diesen Erstarrungszuständen überkommt mich entweder ein Bewegungsdrang oder ich bin völlig erschöpft, setze mich dann irgendwo hin und muss einfach ruhen.“

Traurigsein:
„Wie ich schon gesagt habe, mich freut nichts mehr und ich habe mein fröhliches Naturell völlig verloren. Wenn ich mich nicht gerade

in einem psychischen Ausstand befinde, überfällt mich stundenlang eine schwarze Traurigkeit, dann denke ich auch an Selbstmord."

Interpretation

Zunächst kann kein Zweifel bestehen, dass die Patientin unter rezidivierenden depressiven Episoden leidet. Zum Zeitpunkt unserer Untersuchung konnte man auch von einem depressiven Syndrom mittelschwerer Ausprägung sprechen. Die Depressionsneigung ist nicht rein eigengesetzlich, sondern auch persönlichkeitstypisch und lebensgeschichtlich bedingt. Was die Persönlichkeit betrifft, so sind erhöht narzisstische Elemente eindeutig vorhanden. Durch die berufliche Überforderung kam es zu einem psychischen Erschöpfungszustand im Sinne eines Burnout-Syndroms. Am Arbeitsplatz bestand ein massiver Konkurrenzdruck unter den Angestellten, wobei sich die Patientin immer wieder herabgewürdigt und gekränkt fühlte.

Was die so genannten dissoziativen Krampfanfälle betrifft, so kann unser neues Modell der Depression erklärend sein. Demnach tritt die Verhaltensmodalität des Erstarrens über einen längeren Zeitraum im Sinne des Tun-Müssens auf. Man kann daher auch von einer „Erstarrungsdepression" sprechen, wenn man diese eindrucksvolle Hypermodalität des Verhaltens zur Typologisierung der Depression heranzieht.

Die Diagnose einer dissoziativ-psychogenen Störung wurde vermutlich nicht nur wegen keiner fassbaren organischen Genese dieser „Anfälle" gestellt, sondern auch wegen der amnestischen Störung. Jedenfalls hat unsere Persönlichkeitsdiagnostik keine Hinweise auf eine psychogene Reaktionsbereitschaft ergeben.

Wenn man zwischen Akzeptanz- und Verwerfungsdepression unterscheidet, so hat die Patientin eindeutig eine Verwerfungsdepression. Sie leidet auch immer wieder unter Selbstmordgedanken und ist als potenzielle Suizidantin einzuschätzen. Wenngleich die Familienanamnese bezüglich Suiziden negativ ist, so ist sie nicht nur depressiv, sondern verfügt auch über die Fähigkeit zur Selbstverwerfung. Zieht man unsere Überlegungen zur möglichen Entstehung eines radikal verwerfenden Handlungsstils heran, so könnte die Einstellung der Mutter zur Existenz des Kindes bereits im Mutterleib eine entscheidende Rolle gespielt haben. Folgt man den Angaben der Patientin, so wurde sie von ihrer Mutter stets ablehnend behandelt.

War sie von vornherein ein unerwünschtes Kind, das in der Depression in Gefahr läuft, den Verwerfungswunsch der Mutter durch suizidale Selbstverwerfung ins Werk zu setzen?

Depression und Trinken, Schenken, Sich-geistig-beschäftigen, Arbeiten, Sich-ärgern-müssen und zeitweise Frei-und-glücklich-sein

Falldarstellung

Gertraud P. ist eine 45-jährige geschiedene Ärztin. Sie hat im letzten Jahr zunehmend unter einer konfliktträchtigen Entscheidungsschwäche gelitten und sich schließlich bei mir in eine Therapie der Entscheidungskonflikte nach dem Volitronics-Prinzip begeben. Dabei hat die Diagnostik ergeben, dass sie an einer depressiven Grundstörung leidet.

Lebensgeschichte:
Sie sei in einem kleinen Bauerndorf in Oberösterreich geboren und in intakten familiären Verhältnissen aufgewachsen. Der Vater sei Forstingenieur gewesen, die Mutter Hausfrau. Sie habe noch zwei jüngere Schwestern. Sie habe eine sehr strenge katholische Erziehung genossen. Nach dem Besuch der Volksschule habe sie das Musisch-Pädagogische Gymnasium in Linz besucht und mit Auszeichnung maturiert. Anschließend habe sie in Wien Medizin studiert und in der kürzest möglichen Zeit promoviert. Während der Ausbildung zur praktischen Ärztin habe sie einen älteren Versicherungskaufmann kennen gelernt und nach zweijähriger Beziehung geheiratet. Der Ehe seien eine Tochter und ein Sohn entsprungen. Aufgrund außerehelicher Verhältnisse des Ehegatten habe sie sich scheiden lassen und sei seither Alleinerzieherin. Sie habe dann eine Stelle als Amtsärztin bekommen.

Mit den Kindern gebe es keine besonderen Probleme. Erst seit einem Jahr habe sie eine Beziehung zu einem deutschen Hochschulprofessor, die äußerst konfliktträchtig sei und sich bereits auch negativ auf ihren Beruf auswirke.

Krankheitsanamnese:
In der Blutsverwandtschaft gebe es keine besonderen Erkrankungen. Kinderkrankheiten habe sie die üblichen gehabt. Als Kind habe sie

eine schwere Nierenentzündung durchgemacht. Nach einem Schiunfall sei eine Bandscheibenoperation an der Halswirbelsäule erforderlich gewesen. Seither habe sie ständige Nacken- und Kopfschmerzen und befinde sich laufend in Physiotherapie. Aufgrund dieser
Beschwerden habe sie bereits mehrere Kuraufenthalte gehabt. Nach
einem Schiunfall habe sie sich den Arm gebrochen. Im vergangenen
Herbst habe sie eine Zeitlang die Stimme verloren, seither habe sie
Probleme mit der Stimme.

Sexualanamnese:
Menarche mit 12 Jahren, regelmäßige Monatsblutungen, kein prämenstruelles Syndrom. Die Schwangerschaften und Geburten seien
problemlos verlaufen.

Suchtanamnese:
Alkohol konsumiere sie nur ganz selten. Sie rauche nicht und habe
auch noch nie Drogen konsumiert.

Stimmungsanamnese:
Im Rahmen der Scheidung sei ein psychisches Tief aufgetreten, ein-
hergehend mit hartnäckigen Magenbeschwerden. Sie habe sich dann
ohne Behandlung wieder erholt, da sie normalerweise eine Kämp-
ferin sei. Früher habe es bei ihr fast nichts gegeben, was sie nicht
bewältigt hätte. Sie liebe zwar ihren jetzigen Freund sehr, aber er
sei unendlich kompliziert und umständlich. Das betreffe sogar die
Sexualität. Er habe im Beruf Probleme mit seinen Kollegen, über die
er oft stundenlang berichte. Sie könne ihm auch nicht raten, weil sie
selber nicht mehr wisse, was er machen soll. Sie wolle sich schon seit
einigen Monaten von ihm trennen, könne sich aber nicht entscheiden. Diese Entscheidungsschwäche wirke sich auch im Beruf aus. Sie
habe zuletzt zunehmend Schwierigkeiten, bei ihren amtsärztlichen
Gutachten zu einem klaren Ergebnis zu kommen. Sie fühle sich erschöpft, habe Schlafprobleme, sei bedrückt und der ganze Körper
schmerze.

Psychodiagnostik:
Leicht überdurchschnittliche intellektuelle Ausstattung, keine Hirnleistungsschwäche.

Persönlichkeit:
Perfektionistische Leistungsorientierung, erhöhte narzisstische Kränkbarkeit. Neigung zur zwischenmenschlichen Abhängigkeit.

Neurologische Durchuntersuchung:
Cervikalsyndrom nach Bandscheibenoperation.

Hamilton-Score:
16: Leichte bis mittelschwere Depression.

Akzeptanz-Verwerfungsfragebogen:
Gertraud P. ist in den Relevanzbereichen der Durchsetzung, Problemlösung und Gefühlswelt überwiegend auf Akzeptanz ausgerichtet. Im Anspruchsniveau hat sie hingegen einen verwerfenden Handlungsstil, welcher mit der narzisstischen Persönlichkeitsstruktur
zusammenhängen dürfte.

Salzburger Subjektive Verhaltensanalyse (Abb. 30)

Gertraud P. kann nur zeitweise keine zwischenmenschlichen Kontakte pflegen, wofür sie keine subjektiv ausreichende Erklärung hat.
    Hingegen besteht eine massive depressive Grundstörung, was das
zeitweise Tun-Müssen betrifft:

Schenken:
„Wenn ich in einen Großmarkt einkaufen gehe und mich umsehe,
fällt mir plötzlich ein, das muss ich dem oder der schenken, bis ich
meinen Korb voll habe. Ich beschenke dann nicht nur meine Kinder
und meinen Freund, sondern auch verschiedene Leute im Amt. Dabei fällt mir auf, dass die Geschenke den Leuten oft peinlich sind.
Warum ich das tue, ist mir ein Rätsel."

Stuhldrang:
„Ich fühle mich ständig unter Druck und habe dabei meist den
Drang, groß auf die Toilette gehen zu müssen. Da kommt dann oft
nichts mehr. Das hängt wahrscheinlich mit meiner Nervosität zusammen."

Proband: Gertraud P.

Alter: 45 Jahre, weiblich

Verhaltensmodalitäten	Häufigkeitsverteilung	Erklärung
		ja (1) / nein (0)

Nr.	Verhalten	zeitweise NIE	Seltener	Unver-ändert	Öfters	zeitweise STÄNDIG	1	0
1	Schlafen		x					
2	Erbrechen			x				
3	Aufmerksam + Konzentriert sein			x				
4	Gierig sein				x			
5	Schenken					x		0
6	Essen				x			
7	Stuhldrang					x		0
8	Sich bewegen				x			
9	Erstarren (sich nicht bewegen können)				x			
10	Angst haben				x			
11	Glücklich sein					x	1	
12	Sich auseinandersetzen mit Menschen, Situationen, Problemen				x			
13	Personen ausweichen				x			
14	Sich sexuell betätigen			x				
15	Sich geistig beschäftigen					x	1	
16	Trinken					x		0
17	Harndrang				x			
18	Streiten				x			
19	Friedfertig sein			x				
20	Kämpferisch sein		x					
21	(Alles) über sich ergehen lassen				x			
22	Neidig sein				x			
23	Gönnen		x					
24	Arbeiten					x		0
25	Ruhen		x					
26	Reden		x					
27	Zuhören				x			
28	Sich freuen			x				
29	Sich ärgern					x	1	
30	Lachen			x				
31	Weinen				x			
32	Zwischenmenschliche Kontakte pflegen	x						0
33	Sich zurückziehen					x		0
34	Fröhlich sein		x					
35	Traurig sein		x					

Abb. 30. SSV der depressiven Grundstörung

Sich geistig beschäftigen und frei und glücklich sein:
„Ich habe Gott sei Dank auch Zeiten, wo ich mich stundenlang mit Literatur und Kunst beschäftige. Dann empfinde ich einen Hauch von Glück, weil ich wirklich etwas Sinnvolles für mich mache".

Trinken:
„Vorgestern habe ich einen Pensionswerber untersucht und dabei ein Glas Wasser nach dem anderen getrunken. Ich musste das tun, es war ein unwiderstehlicher Durst. Ich weiß nicht, warum ich in letzter Zeit so nervös bin und mich so komisch verhalte."

Arbeiten:

„Eigentlich bin ich nach wie vor ein Arbeitstier. Wenn ich mich nicht mit etwas beschäftigen kann, was möglichst sinnvoll ist, dann werde ich total nervös. Sport und Spiele betreibe ich überhaupt nicht, weil diese Tätigkeiten nichts mit einer sinnvollen Arbeit zu tun haben. Wenn ich nicht arbeite, habe ich das Gefühl, dem Herrgott die Zeit zu stehlen. Das hängt wahrscheinlich mit meiner strengen katholischen Erziehung zusammen oder ich habe aus anderen Gründen eine Art Arbeitssucht."

Sich ärgern:

„Wenn ich eine Zeitung lese und fernsehe, muss ich mich über alles ärgern, was die Journalisten berichten. Erfreuliche Meldungen kann ich überhaupt nicht akzeptieren, sondern ich ärgere mich über dieses oberflächliche Geschwätz. Hoffentlich komme ich aus diesem ärgerlichen Verhalten bald wieder heraus."

Sich zurückziehen:

„Wenn ich mich geistig beschäftigen muss, ziehe ich mich stundenlang völlig zurück. Da gehe ich beispielsweise in die Natur, setze mich auf eine einsame Bank und hoffe, dass mir ja kein Mensch begegnet. Das Handy lasse ich zuhause. Wie ich schon gesagt habe, in dieser Situation empfinde ich dann einen Hauch von Glück und Fröhlichkeit."

Therapieverlauf

Wenngleich Gertraud P. zur Bewältigung ihrer Konfliktsituationen eine Psychotherapie beansprucht hat, hat die mehrdimensionale Diagnostik zweifelsfrei ergeben, dass die konflikträchtige Entscheidungsschwäche dieser Patientin nicht nur persönlichkeitstypisch, sondern auch biologisch determiniert ist. Sowohl in der Hamilton-Skala als vor allem auch im SSV zeigt sich eine Depression. Gertraud P. hat daher auf eine antidepressive Medikation gut angesprochen, sodass sich die Extrempositionen der Verhaltensmodalitäten im Sinne des Tun-Müssens entweder normalisiert haben oder nur mehr seltener aufgetreten sind.

Um die Entscheidungskonflikte wirklich zu lösen, wurde zunächst eine Analyse aller bewussten und unbewussten Intentionen von Gertraud P. durchgeführt. Dabei bestanden zahlreiche bewusste Intentionen, die vor allem mit möglichst sinnvollen und anerkannten beruflichen und geistigen Tätigkeiten zu tun haben. Die unbewussten Intentionen sind jedoch besonders für eine erfolgreiche Therapie entscheidend gewesen. Die Traumanalysen haben nämlich ans Tageslicht gebracht, dass sich die Patientin in den Hochschulprofessor vor allem deshalb verliebt hat, weil sie ursprünglich selbst eine akademische Laufbahn an der Medizinischen Universität in Wien angestrebt hat. Die Heirat hat jedoch „alles zerstört". Ihre narzisstische Persönlichkeitsstruktur ist daher nach wie vor auf hohe Ziele ausgerichtet. Damit hat auch ihr „arbeitssüchtiges" Verhalten zu tun. Als sie jedoch erkennen musste, dass ihr Freund kein Universitätsprofessor ist, mit dem sie sich identifizieren kann, ist sie in eine existenzielle Konfliktsituation geraten, ob sie sich von ihm trennen soll oder nicht. Dieser Konflikt hat sich dann auch negativ auf den Beruf ausgewirkt.

Für eine erfolgreiche Therapie von Entscheidungskonflikten nach dem Volitronics-Prinzip ist erforderlich, dass der (die) Patient(in) die Fähigkeit zur Verwerfung des Nicht- Machbaren hat. Gertraud P. hat nach einigen Sitzungen erkannt, dass ihre hohen narzisstischen Ansprüche mit ihrem derzeitigen Freund nicht realisierbar sind. Dieser Problemlösung kam jedoch der Umstand entgegen, dass die Stelle eines Chefarztes zur Zeit der Therapie ausgeschrieben wurde. Da Gertraud P. mit ihrem Dasein als „nur Amtsärztin" nie zufrieden war, wurde ihr in der Therapie angeordnet, sich um diese Stelle zu bewerben und die Beziehung zum deutschen Hochschulprofessor zu beenden. Um für diese Stellenbewerbung effizient zu sein, mussten auch ihre zahlreichen Tätigkeiten des Alltags deutlich reduziert werden, was ihr problemlos gelungen ist. Im Zusammenspiel von antidepressiver Medikation und Psychotherapie hat sich der psychobiologische Zustand der Patientin derart stabilisiert, dass sie ihren Wunsch nach einer hochgestellten beruflichen Position auf sich bezogen anstreben konnte und fähig war, diese Projektion auf den Freund durch Trennung zu verwerfen.

Interpretation

Dieses Fallbeispiel versucht, konkret darzustellen, dass in der Depression nicht nur die theoretisch festgelegten Extrempositionen im

Sinne des Tun-Müssens tatsächlich auftreten, sondern dass auch eine individuelle Kombinatorik besteht, die in der derzeitigen Depressionsforschung weitgehend unbekannt sein dürfte.

Was beispielsweise den Arbeitsdrang dieser Patientin betrifft, so ist dieses Verhalten keine Sucht, sondern eine Verhaltensverschiebung, welche wesentlich aus der biologisch determinierten depressiven Grundstörung resultiert. Workaholism kann als Syndrom (Aziz und Zickar, 2006) beschrieben werden mit hohem Arbeitsdrang und einer geringen Arbeitsbefriedigung. In der Literatur wird jedoch derzeit diese Art von Arbeitsdrang nicht als mögliches Depressionssymptom gesehen.

Von besonderem Interesse dürfte aber sein, dass sich diese Patientin zeitweise geistig voll beschäftigen kann, was sie vorübergehend auch frei und glücklich macht. Sie hat auch die eindeutige Erklärung für dieses Verhalten, dass sie dann wirklich etwas Sinnvolles, ihrer Persönlichkeit Entsprechendes tut. Es stellt sich nun die Frage, ob das mit einem Glücksgefühl einhergehende geistige Beschäftigen bereits ein hypomanisches Symptom darstellt. Die Patientin hat für dieses vorübergehende Verhalten eine Erklärung, was gegen ein typisches Depressionssymptom spricht. Eine gehobene Stimmung ist jedoch nicht vorhanden, sondern nur eine Art Euphorie. Ich schlage daher vor, von einem *atypischen depressiven Syndrom* zu sprechen. Ob es sich dabei bereits um ein Symptom der kontinuierlichen Verteilung zwischen einer depressiven Episode und einer bipolaren affektiven Störung handelt (Akiskal und Benazzi, 2008), muss derzeit offen bleiben.

Aus psychobiologischer Perspektive hat Gertraud P. eine Akzeptanzdepression. Durch die strenge religiöse Erziehung ist sie auf zwischenmenschliche Anpassung ausgerichtet. Ihr persönlichkeitstypischer Narzissmus hat sehr hohe Ansprüche an das eigene Selbst, wobei sie dazu neigt, diese auf andere Menschen, beispielsweise den befreundeten Hochschulprofessor, zu projizieren, was aber auch Abhängigkeit bedeutet. Dieser Projektionsmechanismus des eigenen Größenselbst auf eine andere Person hat auch den Jüngling Narziss bestimmt, als er sich in sein Spiegelbild verliebt hat. Es war aber nur ein Spiegelbild und keine zweite Person. Narziss ist an der Selbsttäuschung zugrunde gegangen, bei Gertraud P. ist es jedoch gelungen, die Selbsttäuschung zu erkennen und diese durch Trennung zu verwerfen. Der eigentliche therapeutische Akt bestand darin, die Depression medikamentös aufzuhellen, sodass sie die Fähigkeit wieder erlangt hat, nach dem Machbaren zu streben und das Nichtmachbare zu verwerfen.

Depression und Streiten müssen

Falldarstellung

Maria A. ist eine 55-jährige verheiratete Lehrerin, die wegen rezidivierender depressiver Episoden und einem schweren Burnout-Syndrom zur Frage der Pensionierung untersucht und begutachtet wurde.

Lebensgeschichte:
Sie sei die Tochter eines Kaufmannes und sei zusammen mit ihren Eltern in intakten familiären Verhältnissen in einer Salzburger Landgemeinde aufgewachsen. Allerdings sei die Mutter, als sie 12 Jahre alt gewesen sei, einem Krebsleiden erlegen. Der Vater habe jedoch alsbald wieder geheiratet, wobei die Stiefmutter eine gute und feine Frau gewesen sei, sodass sie einen echten Mutterersatz gefunden habe. Der Vater sei vor einigen Jahren an einer Gehirnblutung verstorben, die Stiefmutter lebe noch und sie habe zu ihr einen guten Kontakt. Sie habe noch eine Halbschwester, die leider geistig behindert sei. Nach dem Besuch der Volksschule habe sie das Gymnasium besucht und anschließend die Ausbildung zur Volksschullehrerin absolviert. Sie sei dann an verschiedenen Volksschulen tätig und als Lehrerin sehr engagiert gewesen. Wegen wiederkehrender Depressionen und völliger Erschöpfung habe sie sich nun schweren Herzens entschlossen, um die Pensionierung anzusuchen. Sie sei seit 21 Jahren glücklich mit einem Hauptschullehrer verheiratet. Der Ehe seien eineiige Zwillingstöchter entsprungen, welche beide studieren.

Krankheitsanamnese:
In der Blutsverwandtschaft seien keine Nervenkrankheiten oder Selbstmorde bekannt. Kinderkrankheiten seien ihr keine erinnerlich. Als Kind seien die Mandeln entfernt worden. Mit 22 Jahren sei eine Schilddrüsenoperation erforderlich gewesen. Vor 16 Jahren sei wegen eines Myoms die Gebärmutter entfernt worden. Danach habe sie jahrelange Wechselbeschwerden trotz Hormonsubstitution durchgemacht. Seit zwei Jahren habe sie keine Wechselbeschwerden

mehr. Unter Stress bekomme sie Magenkrämpfe. Vor drei Jahren sei ein Hörsturz aufgetreten.

Sexualanamnese:
Menarche mit 13 Jahren. Menses regelmäßig, jedoch mit prämenstruellem Syndrom. Zwillingsgeburt. Zustand nach Gebärmutterentfernung vor Jahren.

Suchtanamnese:
Mäßiger Alkoholgenuss zum Essen. Sie rauche ungefähr 10 Zigaretten pro Tag. Drogen habe sie nie konsumiert. Derzeit nehme sie eine antidepressive Medikation, unterstützt durch Tranquilizer, ein.

Stimmungsanamnese:
Seit etwa fünf Jahren neige sie zu Stimmungstiefs in der dunklen Jahreszeit. Mit Frühlingsbeginn steige die Stimmung dann auf, sodass es ihr wieder gut gehe. In Zeiten der Depression sei sie vor allem hoch gereizt und streitsüchtig, was sie im Nachhinein sehr belaste. Sie denke in den dunklen Monaten zwar oft an den Tod, lebensüberdrüssig sei sie jedoch nicht wirklich.

Neurologische Durchuntersuchung:
Unauffällig.

Psychodiagnostik:
Gut überdurchschnittliche intellektuelle Ausstattung. Konzentrationsschwäche bei Dauerbelastung.

Persönlichkeit:
Narzisstisch-perfektionistische Persönlichkeit.

Hamilton-Depressions-Score:
14: Trotz antidepressiver Medikation noch leichte depressive Stimmungslage.

Burnout-Test:
Ausgeprägtes Burnout-Syndrom.

Akzeptanz-Verwerfungsfragebogen:
In allen Relevanzbereichen dominiert ein auf Akzeptanz ausgerichteter Handlungsstil.

Salzburger Subjektive Verhaltensanalyse (Abb. 31)

Folgende Verhaltensmodalitäten waren zum Untersuchungszeitpunkt dahingehend verändert, dass diese von Maria A. zeitweise nicht ausgeführt werden konnten:

Aufmerksam und konzentriert sein:
„Ich muss dauernd an die Schule denken und kann mich zeitweise überhaupt nicht auf das einlassen, was mir mein Mann gerade erzählt. Warum ich vom Thema Schule nicht loslassen kann, verstehe ich eigentlich nicht."

Sich bewegen:
„Ich sitze oft den ganzen Abend auf der Couch und kann mich nicht einmal aufraffen, kleine Dinge zu tun. Ich bleibe auch sitzen, wenn ich mir eigentlich etwas zum Essen holen will oder auf die Toilette müsste. Ich bin halt extrem ruhebedürftig."

Sich sexuell betätigen:
„Vor einigen Tagen hat mein Mann mich ganz zärtlich umarmt, was für mich sonst sehr erotisch ist. Ich bin ihm aber dann ausgewichen, weil ich absolut kein sexuelles Verlangen habe, was im Sommer ganz anders ist. Warum ich keine sexuelle Lust empfinde, weiß ich nicht. Es wird halt mit der Jahreszeit zusammenhängen."

Ruhen:
„Obwohl ich oft sehr lange dasitze und mich nicht bewege, bin ich innerlich unruhig und getrieben. Woher diese Unruhe kommt, wissen die Götter."

Folgende Verhaltensmodalitäten muss Maria A. zeitweise ständig ausführen:

Angst haben:
„Mich quälen ständig Ängste. Angst um meine Kinder, Angst vor dem Versagen, Angst vor meiner Unfähigkeit und vor allem auch

Proband: Maria A.
Alter: 55 Jahre, weiblich

Verhaltensmodalitäten   Häufigkeitsverteilung   Erklärung

ja (1) / nein (0)

Nr.	Verhalten	zeitweise NIE	Seltener	Unver-ändert	Öfters	zeitweise STÄNDIG	1	0
1	Schlafen		x					
2	Erbrechen			x				
3	Aufmerksam + Konzentriert sein	x					1	
4	Gierig sein			x				
5	Schenken		x					
6	Essen		x					
7	Stuhldrang			x				
8	Sich bewegen	x						0
9	Erstarren (sich nicht bewegen können)				x			
10	Angst haben					x		0
11	Glücklich sein		x					
12	Sich auseinandersetzen mit Menschen, Situationen, Problemen		x					
13	Personen ausweichen				x			
14	Sich sexuell betätigen	x						
15	Sich geistig beschäftigen		x					0
16	Trinken			x				
17	Harndrang			x				
18	Streiten					x		0
19	Friedfertig sein			x				
20	Kämpferisch sein				x			
21	(Alles) über sich ergehen lassen			x				
22	Neidig sein				x			
23	Gönnen			x				
24	Arbeiten					x		0
25	Ruhen	x						0
26	Reden			x				
27	Zuhören			x				
28	Sich freuen			x				
29	Sich ärgern					x		0
30	Lachen			x				
31	Weinen				x			
32	Zwischenmenschliche Kontakte pflegen			x				
33	Sich zurückziehen				x			
34	Fröhlich sein			x				
35	Traurig sein				x			

Abb. 31. SSV der depressiven Grundstörung

Albträume. Gestern habe ich geträumt, dass ich bei der heutigen Untersuchung von einer jungen Krankenschwester eine Todesspritze bekomme. Ich bin schweißüberströmt aufgewacht."

Streiten:
„Ich bin in den dunklen Monaten zeitweise so streitsüchtig, dass ich mich auch grundlos mit meinen Kindern anlege. Dabei bin ich sehr zynisch und ungut, ja sogar patzig. Da kann es vorkommen, dass meine Töchter weinend den Raum verlassen. Mein Mann sagt dann gar nichts mehr, worauf ich dann mit ihm zu streiten versuche. Ich bin in diesen Situationen total unzufrieden und alles geht mich an. Wenn ich später darüber nachdenke, dann wird mir klar, dass ich mich ohne Anlass streitsüchtig verhalten habe."

Arbeiten:

„Obwohl ich zeitweise überhaupt nur dasitze und nichts tun kann, habe ich Phasen, in denen ich ständig etwas tun muss. Das ist eine Art innerer Drang. Da räume ich im Haushalt ständig auf und räume auch um und will eine noch bessere Ordnung herstellen. Da tritt sogar ein Putzzwang auf. Vielleicht ist das ein innerer Drang, einen besseren Haushalt zu führen als andere. Das ist wirklich komisch."

Sich ärgern:

„Wenn ich streitsüchtig bin, regt mich gleichzeitig alles auf, ich muss mich über jede Kleinigkeit ärgern, obwohl es meistens keinen wirklichen Grund für den Ärger gibt."

Interpretation

Hier handelt es sich zweifelsohne um saisonal determinierte depressive Episoden. Die Persönlichkeit von Maria A. ist wie bei den meisten depressiven Patienten leistungsorientiert, erhöht selbstbezogen und perfektionistisch. Lebensgeschichtlich ist der frühe Verlust der leiblichen Mutter von Bedeutung. Eine seelische Krise oder gar Kindheitsdepression ist jedoch damals nicht aufgetreten. Es liegt jedoch eine hormonelle Komponente der Depressionsneigung auf der Hand, da jahrelang ein prämenstruelles Syndrom bestand und es zu depressiven Episoden in den Wintermonaten erst mit der hormonellen Umstellung nach der Gebärmutteroperation gekommen ist.

Was die Depressionsdiagnostik betrifft, so scheint von besonderer Bedeutung zu sein, dass die Patientin in der Hamilton-Depressions-Skala nur eine leichte Depression (14 Punkte) mit vordergründiger Erschöpfbarkeit, Angst sowie Leistungsbeeinträchtigung zeigt, während im SSV noch eine erhebliche Beeinträchtigung in der Palette der Verhaltensmodalitäten besteht, die in der Hamilton-Depressions-Skala nicht erfasst wird. Dass diese Patientin unter Angst, Unruhe, Konzentrationsschwäche und einem Libidoverlust leidet, fällt in die Symptomatik der klassischen Depressionsdiagnostik. Sie muss sich aber auch zeitweise ärgern, ist streitsüchtig und hat dranghafte Arbeitsphasen. Dieses depressive Tun-Müssen wird von den gängigen Depressionsschemata nicht erfasst und in der Regel auch in der üblichen Exploration nicht befragt.

Maria A. hat aufgrund der Verhaltensanalyse im SSV zum ersten Mal mit jemandem darüber geredet, dass ihr ihr verletzendes
Verhalten der mitmenschlichen Umgebung gegenüber, insbesondere
was die Familienangehörigen betrifft, in Phasen der „Streitsucht" die
größten Probleme bereite. Obwohl sie sich mit Beginn der hellen
Jahreszeit meist schlagartig stimmungsmäßig wieder gut fühlt, leidet
sie oft bis in den Sommer hinein unter Schuldgefühlen wegen ihres
Streitverhaltens in der Depression.

In unseren bisherigen empirischen Untersuchungen tritt die
Streitmodalität bei etwa 10% der Depressiven als ständiges Tun-Müs-
sen auf. Überlegt man sich, dass Streiten-Müssen bisher als Depressionssymptom nicht berücksichtigt wird, damit jedoch empfindliche
Kommunikationsprobleme sowohl für diese Patienten als auch für
ihre Angehörigen oder Mitmenschen einhergehen, so verwundert es
nicht, dass diese Depressiven psychisch zusätzlich belastet sind und
Schuldgefühle haben, die psychodynamisch nicht erklärbar sind.
Diese Patienten können sich einerseits ihr sinnloses Streiten in der
Depression selbst nicht erklären und sind andererseits durch therapeutische Erklärungsmodelle belastet, da das Streiten-Müssen als
Depressionssymptom nicht erkannt wird. Wenn das Streiten-Müssen als subjektives Leidenssymptom der Depression im Vordergrund
steht, könnte man auch von einer „Streitdepression" sprechen.

Depression und neidig sein

Falldarstellung

Sonja O. ist eine 35-jährige ledige Büroangestellte in einem großen
Autokonzern. Es hat sich ihr jahrelanger Lebensgefährte wegen einer
anderen Frau von ihr getrennt und sie hat auch wegen Einsparungsmaßnahmen ihre Arbeit verloren. Wegen Schlaflosigkeit und wei-
nerlicher Depression wurde sie vom Hausarzt in eine psychiatrische
Klinik eingewiesen. Wir haben im Rahmen eines Forschungsprogramms eine Depressionsdiagnostik durchgeführt.

Lebensgeschichte:
Sonja O. ist die einzige Tochter eines Zollbeamten und einer Schnei-
derin. Bis zum Tod ihres geliebten Vaters habe sie eine sehr schöne
Kindheit verbracht. Als sie 12 Jahre alt gewesen sei, sei der Vater

bei einem Autounfall ums Leben gekommen. Die Mutter sei alleine geblieben und sie sei auch keine Beziehung zu Männern mehr eingegangen. Nach dem problemlosen Besuch der Grundschule habe sie mit Auszeichnung die Handelsschule absolviert. Sie habe dann gleich eine gute Stelle im Büro eines großen Autokonzerns bekommen. Diese Arbeit habe ihr großen Spaß gemacht und sie habe sich stets voll engagiert. Warum sie gekündigt worden sei, wisse sie eigentlich nicht. Einsparungsmaßnahmen halte sie für eine Ausrede. Dann sei es aber noch dicker gekommen, weil sie vor vier Wochen ihr Lebensgefährte wegen einer anderen Frau verlassen habe. Jetzt habe sie alles verloren: Zuerst ihren geliebten Vater, dann die Arbeit und jetzt ihren jahrelangen Freund, den sie fast wie ihren Vater noch liebe.

Krankheitsanamnese:
Die Mutter habe eine Depressionsneigung. Kinderkrankheiten habe sie die üblichen durchgemacht. Einige Sportunfälle (Meniskusoperation, Beinbrüche). Sonst sei sie immer gesund gewesen.

Sexualanamnese:
Menarche mit 13 Jahren. Menses zuerst unregelmäßig, dann regelmäßig ohne prämenstruelles Syndrom. Bisher nur eine sexuelle Partnerschaft mit regelmäßigem Geschlechtsverkehr. Keine Schwangerschaft, da der Lebensgefährte keine Kinder haben wollte.

Suchtanamnese:
Sie trinke keinen Alkohol, rauche nicht und habe noch nie Drogen konsumiert. Sie habe auch eine Abneigung gegen Medikamente. Jahrelanger Leistungssport im Schwimmen.

Stimmungsanamnese:
Nach dem Tod des Vaters sei sie ein Jahr lang sehr traurig gewesen und habe viel geweint. Sie sei aber trotzdem in den Schulleistungen nicht abgefallen. Nach dem Einstieg in das Berufsleben und die Lebensgemeinschaft habe sie eine sehr schöne und fröhliche Zeit verbracht. Die Freizeit sei durch Sport und Reisen geprägt gewesen. So habe sie auch verkraftet, dass sie auf ein Kind verzichten habe müssen. Nun stehe sie alleine da. Die Welt sei für sie zusammengebrochen. Sie könne nicht mehr schlafen und habe immer wieder

Weinausbrüche. Sie sei vom Leben völlig enttäuscht und frage sich, was sie falsch gemacht habe oder ob sie etwas abbüßen müsse. Zurzeit helfen ihr auch der Glaube und das Beten nicht weiter. Seit einer Woche befinde sie sich in der Klinik und erhalte tägliche Psychotherapie. Sie hoffe, dass sie keine Medikamente nehmen müsse.

Psychodiagnostik:
Überdurchschnittliche intellektuelle Ausstattung, Konzentrationsschwäche.

Persönlichkeit:
Narzisstisch-kränkbare Persönlichkeit. Hohe Ansprüche an sich selbst und die Mitmenschen.

Neurologische Durchuntersuchung:
Unauffällig.

Hamilton-Score:
12: Leichte Depression.

Akzeptanz-Verwerfungsfragebogen:
Sonja O. ist in allen Relevanzbereichen weitgehend auf Akzeptanz ausgerichtet. Wenn sie jedoch etwas nicht akzeptieren kann, kommt sie aus dieser Situation längere Zeit nicht heraus.

Salzburger Subjektive Verhaltensanalyse (Abb. 32)

Folgende Verhaltensmodalitäten kann Sonja O. zeitweise nicht ausführen:
Schlafen; aufmerksam und konzentriert sein; essen; frei und glücklich sein; sich sexuell betätigen; sich geistig beschäftigen; kämpfen; arbeiten; ruhen und zuhören. Sie führt diese Symptome weitgehend auf den Verlust des Arbeitsplatzes und die Trennung vom Freund zurück. Sie versteht allerdings nicht wirklich, dass sie so extrem auf diese Belastungen reagiert.

Proband: Sonja O.
Alter: 35 Jahre, weiblich

Verhaltensmodalitäten   Häufigkeitsverteilung   Erklärung

                                                                                  ja (1) / nein (0)

Nr.	Verhalten	zeitweise NIE	Seltener	Unver-ändert	Öfters	zeitweise STÄNDIG	1	0
1	Schlafen	x					1	
2	Erbrechen			x				
3	Aufmerksam + Konzentriert sein	x						0
4	Gierig sein			x				
5	Schenken		x					
6	Essen	x						0
7	Stuhldrang				x			
8	Sich bewegen				x			
9	Erstarren (sich nicht bewegen können)			x				
10	Angst haben			x				
11	Glücklich sein	x					1	
12	Sich auseinandersetzen mit Menschen, Situationen, Problemen		x					
13	Personen ausweichen				x			
14	Sich sexuell betätigen	x						0
15	Sich geistig beschäftigen	x					1	
16	Trinken			x				
17	Harndrang			x				
18	Streiten			x				
19	Friedfertig sein			x				
20	Kämpferisch sein	x						0
21	(Alles) über sich ergehen lassen					x		0
22	Neidig sein					x		0
23	Gönnen		x					
24	Arbeiten	x						0
25	Ruhen	x						0
26	Reden					x		
27	Zuhören	x						0
28	Sich freuen		x					
29	Sich ärgern					x		0
30	Lachen		x					
31	Weinen					x	1	
32	Zwischenmenschliche Kontakte pflegen			x				
33	Sich zurückziehen			x				
34	Fröhlich sein		x					
35	Traurig sein					x		

Abb. 32. SSV der depressiven Grundstörung

Folgende Verhaltensmodalitäten muss sie zeitweise ausführen:

Alles über sich ergehen lassen:
„Ich bin zur Zeit völlig wehrlos, wenn mich etwas belastet. Mir fällt kein typisches Beispiel ein. Ich habe einfach keine Kraft mehr."

Neidig sein:
„Wenn ich an Leute denke, denen es besser geht als mir, überkommt mich ein Neidgefühl, das oft stundenlang anhält. Das steigert sich dann so, dass ich praktisch auf alles neidig bin. Neid habe ich früher überhaupt nicht gekannt. Was ist da los mit mir?"

Ärgern:

„Sie können sich vorstellen, dass, wenn mich der Neid auffrisst, ich mich auch ärgern muss. Ich ärgere mich dann über die Personen, denen es besser geht und über mich selbst, dass ich neidig bin. Das ist, als ob man sich in einem Drehrad befindet, aus dem man nicht herauskommt."

Weinen:

„Vorige Woche hat mich meine Mutter besucht. Ich habe zuerst versucht, meine Mutter mit meiner Misere nicht zu belasten. Wir haben auch Kaffee getrunken und belangloses Zeug geredet. Plötzlich habe ich einen Weinanfall bekommen, habe kein Wort mehr herausgebracht und konnte nicht mehr zuhören, was die Mutter zu mir sagte. Sie hat mich in ihre Arme genommen, was mir sogar unangenehm war. Dieser Weinanfall hat sehr lange angehalten, ich konnte ihn nicht abstellen. Die Mutter hat dann versucht, mich aufzuheitern und mir von einem lustigen Film erzählt, den sie vergangenen Abend im Fernsehen gesehen hat. Da habe ich plötzlich einen Neid auf die Mutter bekommen, weil sie es sich jetzt so gut gehen lässt. Zu weinen habe ich allerdings dann endlich aufgehört. Geweint habe ich wahrscheinlich, weil ich nicht nur meinen Vater, sondern jetzt auch noch meinen Lebensgefährten verloren habe. Aber diese Weinanfälle kommen immer wieder, auch wenn ich allein bin oder nicht schlafen kann. Die Schuld hat mein Lebensgefährte, den ich immer noch sehr liebe."

Interpretation

In der Klinik wurde zunächst die Diagnose einer Anpassungsstörung im Sinne einer längeren depressiven Reaktion gestellt. Als auslösende Faktoren lagen der Verlust des Arbeitsplatzes und die Trennung vom Lebensgefährten auf der Hand. Auch der Hamilton-Score von 12 spricht für eine eher leichte Depression. Hingegen zeigt sich im SSV eine ausgeprägte depressive Grundstörung. Diese Patientin konnte zeitweise 10 Verhaltensmodalitäten nicht ausführen und musste vier Verhaltensweisen zeitweise ständig produzieren. Es handelt sich daher um ein Nicht-Können, das sich mit einem Tun-Müssen abwechselt. Für diese 14 gestörten Verhaltensmodalitäten hatte Sonja O. nur in drei Fällen eine subjektiv ausreichende Erklärung, sodass die reaktiven Faktoren der Depression nur teilweise eine Rolle spielen. Der relativ niedrige Hamilton-Score (12) resultiert aus dem Umstand, dass zahlreiche mögliche Störungen depressiven Verhaltens nicht erfasst werden.

So war für Sonja O. beispielsweise das krankhafte Neidigsein ein Verhalten, dem sie wehrlos ausgeliefert war. Sie schämte sich auch und hatte Schuldgefühle jenen Personen gegenüber, auf die sie neidig war. Daher sprach sie mit niemandem darüber. Erst im Rahmen der Befragung im SSV hat sie das erste Mal über ihre quälenden „Neidanfälle" berichtet.

Nach Melanie Klein (1948) ist der Neid das ärgerliche Gefühl, dass jemand anderer etwas Erstrebenswertes besitzt und sich daran erfreut. Es handelt sich dabei um einen aggressiven Trieb, der im ersten Lebensjahr entsteht und sich in späteren Jahren gegen die Kreativität anderer richtet. Neid hindert aber auch die eigene Kreativität aus Angst vor dem Neid, der auf andere projiziert wurde. Dieses psychoanalytische Erklärungsmodell der Entstehung und Rolle des Neides konnte bei Sonja O. nicht herausgefunden werden, da keine einschlägige Psychoanalyse durchgeführt wurde. Jedenfalls hat sie bewusst vor dem Ausbruch der Depression nie einen richtigen Neid empfunden, manche Menschen jedoch wegen ihres guten Aussehens beneidet. Es könnte durchaus sein, dass Neid schon seit Jahren eine erhebliche Rolle spielte, dieser jedoch verdrängt wurde, was bei vielen Menschen der Fall ist.

In einer Studie über intrapersonale Konflikte bei Depressionen beschreibt Berger (2003) als typische negative Emotionen: Ärger, Neid, Traurigkeit und Sehnsucht. Hier wird Neid als eine Emotion beschrieben, die im Rahmen der Depression auftreten kann, in unserem Modell ist das dranghafte Auftreten von Neid eine Störung depressiven Verhaltens. Schärfer noch! Wenn depressive Menschen immer wieder unter einem länger anhaltenden Neidverhalten leiden, sodass die Depression zeitweise davon dominiert wird, könnte man auch von einer „Neiddepression" sprechen. Interessant ist auch, dass Neid so gut wie immer auch mit einem Ärgern-Müssen einhergeht, was bei Sonja O. im SSV nachgewiesen werden konnte.

Sonja O. hat schließlich eine antidepressive Medikation akzeptiert und gut darauf angesprochen. Nach der Entlassung aus der Klinik hat sie rasch wieder eine Arbeit gefunden.

Hyperkommunikative Depression

Falldarstellung

Karl M. ist ein 23-jähriger lediger Architekturstudent, den mir sein Hausarzt wegen psychophysischer Erschöpfung, „unklarer Unruhe" und Betriebsamkeit sowie Schlafstörung zur weiteren Diagnostik und Behandlung überwiesen hat.

Lebensgeschichte:
Karl M. ist der Sohn eines Bierbrauers und einer Sekretärin. Er hat keine Geschwister. Den Vater verehre er sehr, weil er beruflich so tüchtig und handwerklich sehr geschickt sei. Die Mutter verwöhne ihn bis heute noch. Die Kindheit und Jugendzeit sei wunderbar gewesen. Er habe mit Auszeichnung maturiert und sich beim Lernen stets leicht getan. So habe er auch die ersten acht Semester des Architekturstudiums in der kürzesten Zeit mit guten Noten absolviert. Er habe gerne und viel studiert, dazwischen sei er sportlich aktiv gewesen. Bei Frauen tue er sich leicht, er sei jedoch bisher keine längere Beziehung eingegangen. Seit etwa drei Monaten habe er den sinnlosen Drang, ständig mit irgendjemandem Kontakt aufzunehmen, indem er laufend telefoniere und alle möglichen Veranstaltungen und Bars aufsuche. Er leide unter schlechtem Schlaf und zunehmender Erschöpfung, sodass er derzeit mit dem Studium nicht mehr weiterkomme.

Krankheitsanamnese:
Die Großmutter mütterlicherseits sei depressiv gewesen und habe sich das Leben genommen. Ein Bruder des Vaters soll manisch-depressiv gewesen sein. Er selbst sei bisher körperlich immer gesund gewesen, eine unlängst vom Hausarzt angeordnete Durchuntersuchung sei ohne krankhaften Befund gewesen.

Sexualanamnese:
Pubertätsbeginn mit 15 Jahren, heterosexuelle Orientierung.

Suchtanamnese:
Früher habe er kaum Alkohol getrunken, seit es ihm schlechter gehe, trinke er insbesondere abends vermehrt Alkohol. Er sei Nichtraucher. Einmal habe er Haschisch probiert.

Stimmungsanamnese:
Er sei immer ein fröhlicher Mensch gewesen. Ein Freund habe ihn einen „Dauerbrenner" genannt. Seit etwa vier Monaten habe sich sein Zustand zunehmend verschlechtert. Er habe Schlafstörungen, sei erschöpft und extrem unruhig. Da der Hausarzt mit seiner Behandlung nicht weitergekommen sei, habe er sich jetzt in nervenärztliche Behandlung begeben. Was ihn in letzter Zeit besonders beunruhige, sei nicht nur, dass er nicht mehr studieren könne, sondern auch daran denke, sich das Leben zu nehmen, wenn es so weitergehe.

Psychodiagnostik:
Überdurchschnittliche intellektuelle Ausstattung, leichte Konzentrationsschwäche bei Dauerbelastung.

Persönlichkeit:
Narzisstische Persönlichkeitsstruktur mit hoher Leistungsorientierung bis hin zum Perfektionismus.

Neurologische Durchuntersuchung:
Unauffällig.

Hamilton-Depressions-Score:
13: Leichte depressive Episode.

Akzeptanz-Verwerfungsfragebogen:
Bei Karl M. dominiert in allen Relevanzbereichen ein radikal verwerfender Handlungsstil, auch auf sich selbst bezogen im Sinne der Selbstverwerfung.

Salzburger Subjektive Verhaltensanalyse (Abb. 33)

Folgende Verhaltensmodalitäten kann Karl M. zeitweise nicht mehr ausführen:

Essen:
„Gestern habe ich gar nichts gegessen, ich hatte keinen Hunger, ich weiß nicht, warum."

Frei und glücklich sein:
„Ich fühle mich seit Wochen unwohl in meiner Haut, sehe eigentlich keinen Grund."

Proband: Karl M.
Alter: 23 Jahre, männlich

Verhaltensmodalitäten   Häufigkeitsverteilung   Erklärung

                                                                           ja (1) / nein (0)

Nr.	Verhalten	zeitweise NIE	Seltener	Unver-ändert	Öfters	zeitweise STÄNDIG	1	0
1	Schlafen		x					
2	Erbrechen			x				
3	Aufmerksam + Konzentriert sein			x				
4	Gierig sein					x		0
5	Schenken			x				
6	Essen	x						0
7	Stuhldrang			x				
8	Sich bewegen				x			
9	Erstarren (sich nicht bewegen können)			x				
10	Angst haben					x		0
11	Glücklich sein	x						0
12	Sich auseinandersetzen mit Menschen, Situationen, Problemen		x					
13	Personen ausweichen			x				
14	Sich sexuell betätigen	x						0
15	Sich geistig beschäftigen			x				
16	Trinken				x			
17	Harndrang			x				
18	Streiten	x					1	
19	Friedfertig sein					x	1	
20	Kämpferisch sein		x					
21	(Alles) über sich ergehen lassen				x			
22	Neidig sein			x				
23	Gönnen			x				
24	Arbeiten	x						0
25	Ruhen		x					
26	Reden					x		0
27	Zuhören		x					
28	Sich freuen	x						0
29	Sich ärgern			x				
30	Lachen		x					
31	Weinen			x				
32	Zwischenmenschliche Kontakte pflegen					x		0
33	Sich zurückziehen	x						0
34	Fröhlich sein	x						0
35	Traurig sein			x				

Abb. 33. SSV der depressiven Grundstörung

Sich sexuell betätigen:

„Vor einigen Tagen habe ich in einem Lokal ein hübsches Mädchen aufgerissen. Ich bin bei ihr gut angekommen und sie hätte mich in ihre Wohnung eingeladen. Ich habe ihr aber gesagt, dass ich zu müde bin und bin alleine heimgegangen, denn ich habe zurzeit überhaupt kein sexuelles Verlangen, wahrscheinlich weil ich so erschöpft bin."

Streiten:

„Wenn ich anderer Meinung bin, behalte ich sie bei mir, weil mich die Leute nicht wirklich interessieren. Das war früher ganz anders."

Arbeiten:
„Ich sitze seit einer Woche jeden Vormittag über einem Buch, das ich studieren muss. Ich stehe jedoch immer wieder auf und rufe irgendjemanden an oder gehe ins Kaffeehaus. Warum ich zurzeit meiner Arbeit als Student, nämlich studieren, nicht nachgehen kann, steht in den Sternen."

Sich freuen:
„Ein Studienkollege hat mir vorgestern das Kompliment gemacht, dass ich ein Genie in Mathematik bin. Das hat mich kalt gelassen. Obwohl ich eigentlich nach Anerkennung hasche, konnte ich dieses Kompliment nicht annehmen oder gar mich darüber freuen. Wahrscheinlich habe ich eine Depression."

Sich zurückziehen:
„Ich kann mich derzeit – außer beim Schlafen – nicht mehr in meine private Sphäre zurückziehen, sondern muss ständig Kontakte suchen. Das ist vielleicht eine Art Sucht nach Zuwendung."

Fröhlich sein:
„Die Fröhlichkeit – so wie sie sein sollte – ist mir völlig abhanden gekommen. Vielleicht geht es mir überhaupt schlecht, allerdings weiß ich nicht, warum."

Folgende Verhaltensmodalitäten muss Karl M. zeitweise ständig ausführen:

Gierig sein:
„Ich möchte ständig von den Leuten etwas hören, das mich aufbaut, weil ich mir minderwertig vorkomme."

Angst haben:
„Vor einigen Tagen bin ich etwa drei Stunden allein an der Bar gestanden. Ich habe zwar ständig den Kellner angeschwatzt, hatte aber gleichzeitig große Angst, dass er mich hinauswirft, obwohl er freundlich war. Das verstehe ich alles überhaupt nicht."

Friedfertig sein:
„Ich lasse mir derzeit alles gefallen, obwohl ich normalerweise ein streitbarer Typ bin. Wahrscheinlich interessieren mich die Leute

nicht wirklich, sondern nur scheinbar in meiner sinnlosen Kontakt-gier."

Reden:

„Ich habe unlängst einen Maturakollegen angerufen und ihm über eine Stunde erzählt, wen ich in letzter Zeit kennen gelernt habe. Das war eine sinnlose Aktion, ich musste einfach reden."

Zwischenmenschliche Kontakte pflegen:

„Seit einigen Wochen rufe ich alle möglichen Leute an und gehe jeden Abend in irgendein Lokal. Dort stelle ich mich an die Bar und quatsche die Leute an, obwohl mich die Menschen zurzeit nicht wirklich interessieren. Vielleicht möchte ich Zuwendung bekommen, aber eigentlich verstehe ich dieses sinnlose Verhalten nicht".

Behandlungsverlauf

Legt man unser Modell der Depression zugrunde, so handelt es sich bei Karl M. eindeutig um eine Depression. Er hat daher auf ein Antidepressivum gut angesprochen. Nach sechswöchiger medikamentöser Therapie wurde erneut der SSV durchgeführt, wobei sich vor allem die kommunikative Unruhe und die Angst deutlich reduziert haben. Er konnte auch wieder besser studieren. Das tief sitzende Desinteresse an wirklichen zwischenmenschlichen Begegnungen war jedoch weiterhin vorhanden. Es bestand auch nach wie vor kein sexuelles Verlangen. In der Handlungstherapie der Depression wurden zunächst Aktivitäten forciert, die das Studium bzw. die „Welt der Architektur" betreffen. Lokalbesuche und unnötige Telefonate wurden hingegen verboten. Karl M. hat eine leidenschaftliche Bewunderung für die Architektur der Renaissance. Eine Studienreise nach Florenz wurde ihm daher „befohlen." Er hat dann über diese Reise eine Arbeit geschrieben, die ihm besondere Anerkennung eingebracht hat, weil die Studie auch mathematisch begründet war.

Diese Anerkennung hat sein Selbstwertgefühl weitgehend wieder hergestellt. Der Effekt war, dass er auch wieder wirkliche zwischenmenschliche Kontakte pflegen konnte bis hin zu einer weiblichen Partnerschaft. Die antidepressive Medikation wurde allerdings verlaufsabhängig fortgesetzt.

Interpretation

Betrachtet man zunächst das Alltagsverhalten von Karl M. in den letzten Wochen vor den ärztlichen Kontakten, so würde man diagnostisch eher an eine hypomanische Umtriebigkeit, die zu einer gewissen Erschöpfung geführt hat, oder auch an ein Hyperaktivitätssyndrom denken. In der Hamilton-Depressions-Skala ergaben sich jedoch Hinweise auf eine leichte Depression wie Schlafprobleme, Erschöpfbarkeit, Angst und Appetitlosigkeit. Ein typischer depressiver Affekt war jedoch im klinischen Gespräch nicht erkennbar. Allerdings bestanden im Erstgespräch versteckte Suizidtendenzen.

Legt man hingegen unser Modell der Depression der Diagnostik zugrunde, so bestand bei Karl M. eine ausgeprägte depressive Grundstörung. Die Analyse der Verhaltensmodalitäten ergab nämlich, dass zahlreiche Verhaltensweisen extrem gestört waren im Sinne eines ständigen Tun-Müssens bzw. Nicht-mehr-tun-Könnens. Dabei war für die depressive Stimmungslage ausschlaggebend, dass Karl M. typischerweise das Selbstverständnis für sein Verhalten fehlte.

Die antidepressive Medikation war daher erfolgreich, jedoch mit der Einschränkung, dass sie keine vollständige Normalisierung der Verhaltenspalette von Karl M. bewirkte. Hier musste noch zusätzlich eine Handlungstherapie der Depression eingesetzt werden. Entsprechend dem vorherrschenden Symptom kann man von einer *„hyperkommunikativen Depression"* sprechen, welche bisher in der Psychiatrie noch nicht beschrieben wurde. Dieser Fall zeigt eindrucksvoll, dass die vorherrschende Hypermodalität des Verhaltens in diesem Fall auch eine neue Typologie der Depression erlaubt. Mehr noch! Es geht damit ein umfangreiches Verständnis für die Entstehung der Depression einher, was sowohl gezielte therapeutische Ansätze ermöglicht als auch eine neue Dimension des Selbstverständnisses der Patienten eröffnet.

Wenn man die Persönlichkeitsstruktur zur Depression neigender Menschen näher beleuchtet, so ist eine erhöhte narzisstische Selbstbezogenheit unverkennbar. Allerdings in einer Doppelspielart im Sinne der im Mythos dargestellten Handlungsstrukturen, sowohl von Narziss als auch von Echo. Die kommunikative Hyperaktivität von Karl M. ist eigentlich ein dranghafter Versuch nach zwischenmenschlicher Begegnung, welche aber für ihn nicht wirklich stattfindet. Ähnlich ist es der Nymphe Echo mit Narziss ergangen. Die rein narzisstische Persönlichkeit von Karl M. zeigt sich hingegen in hohen Zielen und perfektionistischen Leistungsansprüchen an die eigene Persönlichkeit. Beispielsweise will er eine neue Richtung der Architektur entwickeln und ein berühmter Architekt werden. Das ist extreme Hyperintentionalität.

Mit dieser narzisstischen Persönlichkeitsstruktur geht aber auch ein radikal verwerfender Handlungsstil einher. Dieser betrifft sowohl die zwischenmenschliche Kommunikation als auch die eigene Person, was die Fähigkeit zur Selbstverwerfung bedeutet. Die bei jedem depressiven Patienten notwendige Abschätzung der Suizidalität wurde bei Karl M. unter folgenden Kriterien durchgeführt:

Aus rein biologischer Sicht zeigt dieser Patient ein „suizidales Achsensyndrom" (Mitterauer, 1981), definiert durch eine suizidpositive Familienanamnese, eine Depression sowie wiederkehrende Selbstmordgedanken. Psychologisch gesehen ist der mit einer narzisstischen Persönlichkeitsstruktur einhergehende radikale Handlungsstil der Fähigkeit zur Selbstverwerfung entscheidend. Überlegt man sich, dass eine derartige Handlungsanamnese in den gängigen Methoden der Abschätzung der Suizidalität nicht erfolgt, so hat dieser Mangel für die Suizidprophylaxe negative Konsequenzen. Gerade Patienten, die unter so genannten psychosomatischen Symptomen leiden, welche biologisch nicht ausreichend begründbar sind, haben oft eine narzisstisch-echoische Persönlichkeitsstruktur, welche jener von Karl M. vergleichbar ist. Wenn aber die Diagnostik an Hand eines der gängigen Depressionsschemata oberflächlich bleibt und weder diese Persönlichkeitsstruktur noch der damit einhergehende radikale Handlungsstil der Fähigkeit zur Selbstverwerfung erkannt werden, kann die Selbsttötung als scheinbar unerklärbares Ereignis irgendwann erfolgen.

Hinter verschiedenen hyperkommunikativen Verhaltensweisen wie „Internetsucht", ständiges Telefonieren-Müssen oder hinter einem Stalkingverhalten kann aber ebenfalls eine Depression versteckt sein, was ich am Beispiel von Stalking nun aufzuzeigen versuche.

Stalking, Hyperkommunikation und Depression

Howes (2006) veröffentlichte einen Fallbericht mit dem Titel „Compulsions in depression: Stalking by Text message". Es handelt sich um eine 32-jährige Frau, die ihrem Freund, der sie verlassen hat, täglich bis zu 40 Texte schickte, in denen sie ihn mit verschiedensten Argumenten aufforderte, die Beziehung wieder aufzunehmen. Damit erreichte sie aber nur, dass er jedwedes Treffen entschieden ablehnte und schließlich einen Rechtsanwalt einschaltete.

Vorerkrankungen, insbesondere im neuropsychiatrischen Bereich, bestanden nicht. Lebensgeschichtlich wird lediglich eine distanzierte Beziehung zu den Eltern erwähnt. Die Patientin begab sich zunächst in Psychotherapie und der Hausarzt verordnete ihr Fluoxetine. Das Stalking-Verhalten war jedoch nach viermonatiger Behandlung weitgehend unverändert vorhanden. Der Hausarzt überwies sie daher an einen Psychiater, der einen Zusammenhang von zwanghaftem Stalking und Depression vermutete und das Antidepressivum Trazodone verordnete. Dieses Antidepressivum bewirkte dann einen signifikanten Behandlungserfolg, indem die Patientin zunehmend weniger Nachrichten an ihren früheren Freund verschickte und schließlich dieses Verhalten aufgeben konnte.

Howes geht es in der Falldiskussion wesentlich darum, dass man das zwanghafte Texteverschicken als Stalking diagnostizieren kann. Ein psychopathologisches Erklärungsmodell einer zugrunde liegenden Depression stellt dieser Autor jedoch nicht her. Er verweist nur auf die „ex juvantibus" Diagnose einer Depression, da Trazodone eindeutig einen therapeutischen Effekt hatte.

Geht man hingegen bei der Depressionsvermutung dieses Fallberichtes von unserem Modell der Depression aus, so könnte das Stalking das Symptom einer depressiven Grundstörung darstellen. Psychodynamisch gesehen besteht bei dieser Patientin ein subjektiv schwerer Objektverlust (Freud, 1917), der eine Depression auslösen kann. Die Patientin wurde von ihrem geliebten Freund verlassen, er wollte nichts mehr mit ihr zu tun haben. Wenngleich keine differenzierte Verhaltensanalyse bezüglich anderer gestörter Verhaltensmodalitäten vorliegt, könnte das Stalking dieser Patientin als depressiver Drang nach Kommunikation im Sinne der Hyperkommunikation interpretiert werden. Aus biologischer Sicht können wir jedenfalls die erfolgreiche Behandlung des Stalkings mit einer antidepressiven Medikation an Hand unseres Modells der Depression erklären.

Abgesehen von psychologischen und soziologischen Faktoren kann aber auch bei anderen hyperkommunikativen Verhaltensweisen, wie beispielsweise die so genannte Internetsucht, eine Depression zugrunde liegen (Mihajlovic et al, 2008). Dann handelt es sich jedoch um kein typisches Suchtverhalten, sondern um einen unstill-

baren Drang nach Kommunikation, wobei zunehmend das Selbstverständnis verloren geht.

Depression, Gier und geistiger Beschäftigungsdrang

Falldarstellung

Erika S. ist eine 49-jährige verheiratete Bankprokuristin. Wegen Depression und Erschöpfung hat sie der Hausarzt zur weiteren Diagnostik und Therapie an uns überwiesen.

Lebensgeschichte:
Erika S. ist als Tochter eines Chirurgen und einer Hausfrau in Wels
geboren und in intakten familiären Verhältnissen zusammen mit
ihrem jüngeren Bruder aufgewachsen. Allerdings sei ihre Kindheit
sehr belastend gewesen, weil sie die Mutter des Vaters, die im gleichen Haus lebte, total abgelehnt habe. Aber auch die Mutter sei sehr
streng gewesen, beide Frauen seien total auf Männer abgefahren und
hätten kein Mädchen gewollt. Nach dem problemlosen Besuch der
Grundschule habe sie mit Auszeichnung an der Handelsakademie
maturiert und habe sofort eine gute Stelle in einer Bank erhalten. Sie
habe dann den verwitweten und kinderlosen Direktor dieser Bank
geheiratet. Aus der Ehe sind ein Sohn und eine Tochter entsprungen. Die Ehe sei bis zuletzt harmonisch verlaufen. Der Ehemann befinde sich mittlerweile in Pension und unterstütze sie sehr. Mit den
Kindern gäbe es nur die üblichen Probleme, sie seien nach wie vor
unverheiratet und in die Familie eingebunden. Zurzeit sei sie völlig
überarbeitet, total fertig und befinde sich daher im Krankenstand,
was sie noch mehr belaste, weil in der Bank große Veränderungen
stattfänden, für die sie als Prokuristin mit verantwortlich sei.

Krankheitsanamnese:
Die Mutter leide seit Jahren an Depressionen und sei zuletzt an einer
Demenz erkrankt. Kinderkrankheiten habe sie die üblichen durchgemacht. Als Kind Nabelbruchoperation und Mandeloperation. Vor
zehn Jahren seien die Hämorrhoiden operiert worden. Bisher keine
inneren Erkrankungen oder Unfälle. Keine Anfälle von Bewusstlosigkeit.

Sexualanamnese:
Menarche mit 14 Jahren, regelmäßige Menses, jedoch prämenstruelle Verstimmung. Nach der Geburt der Tochter depressive Erlebnisverarbeitung mit längerer Karenz. Bisher seien noch keine klimakterischen Beschwerden aufgetreten.

Suchtanamnese:
Zum Essen trinke sie ab und zu ein Glas Rotwein. Drogen habe sie nie konsumiert. Derzeit erhalte sie eine antidepressive Medikation vom Hausarzt.

Stimmungsanamnese:
Der erste gravierende stimmungsmäßige Einbruch sei nach der Geburt der Tochter aufgetreten. Sie sei völlig erschöpft gewesen und habe große Angst vor der Rückkehr in den Beruf gehabt. Lebensüberdrüssig sei sie jedoch bisher nie gewesen. Im letzten Jahr habe sie als Prokuristin in der Bank viel Verantwortung übernehmen müssen. Man habe sie merken lassen, dass ihr Mann schon in Pension sei. Trotzdem habe sie versucht, durch noch intensivere Arbeit „ihren Mann zu stellen". Dadurch sei sie zunehmend erschöpft und entscheidungsschwach geworden. Aber auch in ihrem Alltagsverhalten sei alles durcheinander gegangen. So habe sie zuletzt ein unwiderstehliches Schlafbedürfnis gehabt und sei süchtig nach Schokolade geworden. Vor allem aber müsse sie ständig über ihre Situation nachdenken, ohne zu einem Ergebnis zu kommen. Vom Hausarzt habe sie zwar ein Medikament gegen Depressionen bekommen, sie glaube jedoch, dass sie nur unter völliger Erschöpfung leide.

Psychodiagnostik:
Überdurchschnittliche intellektuelle Ausstattung, keine Hirnleistungsschwäche.

Persönlichkeit:
Narzisstisch mit erhöhter seelischer Kränkbarkeit, hoch leistungsorientiert bis perfektionistisch. Psychotraumatisiert durch die Großmutter, Neigung zur zwischenmenschlichen Abhängigkeit.

Hamilton-Score:
25: Mittlere depressive Episode.

Akzeptanz-Verwerfungsfragebogen:
Akzeptanz und Verwerfung halten sich in allen Relevanzbereichen
in etwa die Waage. Diese Ausgewogenheit der Handlungsstile dürfte
für den beruflichen Erfolg von Erika S. – neben sehr guter Intelligenz
– wesentlich verantwortlich sein.

Salzburger Subjektive Verhaltensanalyse (Abb. 34)

Folgende Verhaltensmodalitäten kann Erika S. zeitweise nicht mehr
ausführen:

Sich mit Menschen, Situationen und Problemen auseinandersetzen; sich sexuell betätigen; friedfertig sein; arbeiten; reden; sich
freuen. Diese Veränderungen ihres psychobiologischen Zustandes
erklärt sie sich weitgehend mit ihrer Erschöpfung.

Folgende Verhaltensmodalitäten muss sie zeitweise ständig ausführen:

Schlafen:
„Obwohl ich zurzeit zuhause bin und nicht arbeite, kommt es vor,
dass ich mich untertags hinlegen muss und dann über Stunden wegschlafe. Ich habe früher immer wenig Schlaf gebraucht. Das Medikament vom Hausarzt kann es auch nicht sein, weil ich schon vorher
dieses ungewöhnliche Schlafbedürfnis hatte."

Gierig sein:
„Ich habe zuletzt schon in der Bank angefangen, während einer Be-
sprechung Schokolade zu essen. Ich bin süchtig danach. Zuhause
habe ich in diversen Laden Schokolade gelagert. Kein Wunder, dass
ich schon 5 kg zugenommen habe. Mein lieber Mann beruhigt mich
und sagt, dass mir in diesem Zustand Schokolade halt gut tue. Wahrscheinlich möchte ich mich in meiner Situation, in der ich vor allem
beruflich keine Bestätigung bekomme, selbst beloben. Aber das kann
es eigentlich auch nicht sein."

Angst haben:
„Wenn mich mein Mann irgendwo mit dem Auto hinfährt, dann
habe ich oft Angst, dass wir nie wieder nachhause kommen. Vorige
Woche sind wir zu einem Großmarkt gefahren, da bin ich während
der Fahrt in eine derartige Panik geraten, dass mein Mann umge-

Proband: Erika S.
Alter: 49 Jahre, weiblich

Verhaltensmodalitäten   Häufigkeitsverteilung   Erklärung

ja (1) / nein (0)

Nr.	Verhalten	zeitweise NIE	Seltener	Unver-ändert	Öfters	zeitweise STÄNDIG	1	0
1	Schlafen					x		0
2	Erbrechen			x				
3	Aufmerksam + Konzentriert sein				x			
4	Gierig sein					x		0
5	Schenken			x				
6	Essen				x			
7	Stuhldrang			x				
8	Sich bewegen		x					
9	Erstarren (sich nicht bewegen können)				x			
10	Angst haben					x		0
11	Glücklich sein		x					
12	Sich auseinandersetzen mit Menschen, Situationen, Problemen	x					1	
13	Personen ausweichen					x	1	
14	Sich sexuell betätigen	x						0
15	Sich geistig beschäftigen					x	1	
16	Trinken			x				
17	Harndrang			x				
18	Streiten			x				
19	Friedfertig sein	x						0
20	Kämpferisch sein			x				
21	(Alles) über sich ergehen lassen		x					
22	Neidig sein			x				
23	Gönnen				x			
24	Arbeiten	x						0
25	Ruhen				x			
26	Reden	x					1	
27	Zuhören			x				
28	Sich freuen	x						0
29	Sich ärgern			x				
30	Lachen			x				
31	Weinen					x		0
32	Zwischenmenschliche Kontakte pflegen		x					
33	Sich zurückziehen			x				
34	Fröhlich sein		x					
35	Traurig sein			x				

Abb. 34. SSV der depressiven Grundstörung

dreht hat und mich wieder nachhause brachte. Das können nur meine schlechten Nerven sein."

Personen ausweichen:
„Ich musste auch während meines Krankenstandes mehrmals in die Bank, um das Dringendste zu erledigen. Ich habe dabei die späten Abendstunden gewählt, damit ich in der Bank niemanden mehr treffe. Es hätte wieder irgendwas auf mich einstürmen können, was mich enttäuscht hätte. Ich muss aber zeitweise auch Bekannten ausweichen, wenn ich sie rechtzeitig auf der Straße sehe. Ich kann mich mit nichts mehr belasten."

Sich geistig beschäftigen:

„Ich muss derzeit über alles, was ich im Radio höre oder in der Zeitung lese, sofort nachdenken. Das geht oft Stunden so dahin. Dabei belastet mich sehr, dass ich auf keinen grünen Zweig komme. Ich bin doch nicht dumm. Sagen Sie mir bitte, was da los ist."

Weinen:

„Wenn ich etwas Positives, beispielsweise von den Kindern, höre oder erlebe (Blumen, Geschenk etc.), dann breche ich in Tränen aus und kann mich minutenlang nicht beruhigen. Ich verstehe das nicht, weil ich trotz meiner völligen Erschöpfung eigentlich nicht traurig bin."

Interpretation

Bei dieser Patientin fällt zunächst auf, dass sie selbst keine depressiv-traurige Stimmung empfindet und ihre gesamte Symptomatik auf einen Erschöpfungszustand zurückführt. Während auch in der gängigen Depressionsdiagnostik Libidoverlust, Freudlosigkeit, Hypersomnie, Angst und Weinen Berücksichtigung finden, erweitert sich der diagnostische Horizont jedoch erheblich, wenn man die Drangphänomene wie Gier und den geistigen Beschäftigungsdrang einbezieht bzw. eingehender betrachtet.

Erika S. hat eine „unbändige" Gier nach Schokolade. Hier handelt es sich um keine Gier im Sinne der Oniomanie, sondern um den Drang nach einer spezifischen Substanz. In der Literatur wird berichtet, dass die „Sucht" nach Schokolade, „Chocoholics" (Hetherington und MacDiarmid, 1993) genannt, deutlich zunimmt, wobei auch ein Zusammenhang mit der Depression festgestellt wird (Parker und Crawford, 2007). Geht man von einer Dosissteigerung des Schokoladenkonsums aus, so ist auch ein Kriterium des Suchtverhaltens erfüllt. Es dürfte daher durchaus Menschen geben, die eine Art Schokoladeabhängigkeit haben ohne eine depressive Grundstörung. Dieser Zusammenhang müsste jedoch im Einzelfall differenzialdiagnostisch überprüft werden.

Was jedoch die Gier nach Schokolade von Erika S. betrifft, stellt dieses Verhalten eindeutig ein Depressionsphänomen dar, zumindest wenn man unser Modell der Depression zugrunde legt. Es fehlt der Patientin auch eine subjektiv überzeugende Erklärung, warum sie ihre Gier nach Schokolade nicht beherrschen kann. Das wiederkehrende Auftreten eines Dranges nach geistiger Beschäftigung kann im Zusammenhang mit der Verhaltensmodalität der Gier gesehen werden. Obwohl depressive Patienten meist als neophob beschrieben werden, hat Erika S. zeitweise eine Gier nach Neuem. Man könnte hier auch von einem zeitweisen Auftreten eines „neomanischen" Verhaltens sprechen. Hat sie eine neue Information, so muss sie darüber nachdenken. Da sie jedoch thematisch nicht weiterkommt, wird die anfängliche Neugier zur Belastung, was sie sehr bedrückt. Unser synaptisches Modell kann dieses kognitive Persistieren durch die Verzögerung der Informationsverarbeitung und dem damit einhergehenden „Einfrieren" der Entscheidungssysteme im Hirnstamm erklären.

Erika S. hat auf eine Kombinationstherapie mit Antidepressiva, die die Neurotransmission der gängigen Neurotransmittersysteme beeinflussen, signifikant angesprochen. Anschließend wurden 18 Sitzungen einer Therapie der Entscheidungskonflikte durchgeführt. Dabei ist es vor allem um berufliche Entscheidungen gegangen. Als wir im Rahmen der Psychotherapie eine Analyse der intentionalen Programme von Erika S. durchgeführt haben, zeigte sich eine ausgeprägte Hyperintentionalität. Diese für die Depressionsneigung typische Hyperintentionalität im Sinne eines Zuviel-Wollens hat bei dieser Patientin eine multifaktorielle Genese. Es besteht einerseits eine biologische Determination aufgrund einer positiven Familienanamnese der Depression, andererseits ist die Hyperintentionalität lebensgeschichtlich bedingt und persönlichkeitstypisch. Wie wir in der Psychotherapie herausarbeiten konnten, hat die strenge Mutter oft zu Erika gesagt: „Wenn du schon kein Mann bist, so übertreffe die Männer wenigstens."

Der Patientin ist es relativ rasch gelungen, in ihrer übergroßen intentionalen Programmierung das zurzeit Nichtmachbare zu verwerfen und auch bei machbaren intentionalen Programmen Prioritäten zu setzen. Die antidepressive Medikation wurde jedoch in reduzierter Dosierung bis auf weiteres fortgesetzt.

Depression und Ess-Brech-Drang

Falldarstellung

Sandra M. ist eine 25-jährige ledige Jusstudentin. Sie musste zuletzt wegen einer schweren Bulimie in einer psychosomatischen Klinik behandelt werden. Im Rahmen eines Forschungsprogramms haben wir eine Depressionsdiagnostik durchgeführt.

Lebensgeschichte:
Sandra M. ist die Tochter eines Hochbauingenieurs und einer Rechtsanwältin. Sie hat noch einen jüngeren Bruder. Sie sei ein verwöhntes Kind gewesen, obwohl oder weil die Eltern wenig Zeit für sie hatten. Das Kindermädchen sei jedoch für sie mehr als ein Mutterersatz gewesen. Während der Vater eher gemütlich seinen Beruf erledigt, sei die Mutter hingegen sehr ehrgeizig und habe von Anfang an, besonders auch in den Schulleistungen, hohe Ansprüche an sie gestellt. Sie sei aber auch selbst sehr ehrgeizig und habe als Klassenbeste maturiert. Die ersten vier Semester des Jusstudiums habe sie alle Prüfungen mit Auszeichnung absolviert, dann sei sie von einem Tag auf den anderen eingebrochen und habe eine schwere Bulimie entwickelt, von der sie sich bis heute noch immer nicht erfangen habe. Sie habe auch zunehmend Angst vor Prüfungen bekommen und könne daher das Studium noch immer nicht abschließen. Sie habe in den letzten Jahren verschiedene nette Freunde gehabt. Sie habe jedoch von einem Mann ganz andere Vorstellungen, vor allem im geistigen Bereich.

Krankheitsanamnese:
Ein Bruder der Mutter habe Selbstmord begangen. In der väterlichen Linie gebe es vermehrt Depressionen und Verwandte mit einer Suchtneigung. An Kinderkrankheiten habe sie Mumps, Masern und Röteln gehabt. Als Kind seien ihr die Mandeln und der Blinddarm herausgenommen worden. Vor vier Jahren habe sie eine Nierenbeckenentzündung erlitten. Sie neige auch zu grippalen Infekten. Unfälle oder Anfälle seien bisher nicht aufgetreten.

Sexualanamnese:
Menarche mit 12 Jahren, unregelmäßige Menses. Vor der Regel habe sie Heißhunger und sei besonders gereizt. Keine Schwangerschaft. Zahlreiche sexuelle Beziehungen. Mit 15 Jahren einmaliger sexueller Missbrauch des Vaters.

Suchtanamnese:
Zeitweise trinke sie viel Alkohol, Drogen habe sie jedoch noch nie genommen. Sie rauche etwa 15 Zigaretten pro Tag.

Stimmungsanamnese:
Sie sei schon als Kind oft stundenweise irgendwo gesessen, habe nicht sprechen oder gar spielen wollen. Man habe das als Trotzverhalten ausgelegt. Am Beginn der Pubertät sei sie spontan lebensüberdrüssig geworden, sie habe jedoch niemandem etwas darüber gesagt. Dann sei es ihr bis zum 20. Lebensjahr sehr gut gegangen. Obwohl man sagt, dass sie ein hübsches Mädchen sei, sei sie mit ihrem Körper nicht mehr zufrieden. Sie sei dann wegen ihrer Fress-Brech-Attacken in Psychotherapie gegangen. Die Therapeutin habe die Auffassung vertreten, dass sie von dem einmaligen sexuellen Kontakt mit dem Vater schwer traumatisiert sei, was sie selbst bis heute nicht so arg empfinde. Der sonst hoch anständige Vater sei damals stark alkoholisiert von einer Weihnachtsfeier gekommen und habe ihr zunächst das übliche Gute-Nacht-Bussi gegeben. Er habe sich dann kurz zu ihr ins Bett gelegt und sie an den Brüsten und im Schambereich betastet. Sie habe ihn aber ganz entsetzt angeschrien, sodass er sofort wieder gegangen sei. Sie habe trotzdem die sexuellen Verhältnisse mit ihren bisherigen Freunden problemlos genießen können. Trotz regelmäßiger Psychotherapie habe sich die Essstörung nicht signifikant gebessert. Vielmehr gerate sie in letzter Zeit in Phasen, in denen sie sich aufgrund der Sinnlosigkeit und auch des Versagens im Studium das Leben nehmen wolle.

Psychodiagnostik:
Hohe Intelligenz, keine Hirnleistungsschwäche.

Persönlichkeit:
Narzisstisch-perfektionistisch und vulnerabel.

Neurologische Durchuntersuchung:
Unauffällig.

Hamilton-Score:
35: Schwere depressive Episode.

Akzeptanz-Verwerfungsfragebogen:
In allen Relevanzbereichen überwiegt ein radikal-verwerfender Handlungsstil, auch im Sinne der Selbstverwerfung.

Salzburger Subjektive Verhaltensanalyse (Abb. 35)

Folgende Verhaltensmodalitäten kann Sandra M. zeitweise nicht ausführen:

Schlafen; sich bewegen; frei und glücklich sein; sich sexuell betätigen; sich geistig beschäftigen; arbeiten; sich freuen; lachen und fröhlich sein. Für die Schlaflosigkeit hat sie eine Erklärung, für das andere Nicht-tun-Können keine.

Folgende Verhaltensmodalitäten muss sie zeitweise ausführen:

Essen und Erbrechen:
„Wenn ich fressen muss, dann kommt zunehmend der Brechreiz. Ich tue dann so, wenn wer anwesend ist, als ob ich nur auf die Toilette gehen muss. Vor allem, wenn mich jemand mit feinem Essen bewirtet, schäme ich mich, dass ich es gleich wieder erbreche. Warum ich mich gegen meine Bulimie nicht wehren kann, weiß eigentlich niemand. Mein Verhaltenstherapeut hat eigentlich keine Ahnung, was in mir alles vorgeht."

Aufmerksam und konzentriert sein:
„Ich habe kurze Phasen, in denen ich mich für ein Buch interessiere und dann bis zu einer Stunde voll konzentriert lesen kann. Das war früher beim Studium auch so. Ich bemühe mich halt, wenigstens geistig wieder die Alte zu werden."

Erstarren:
„Vor einigen Wochen habe ich versucht, mein Zimmer aufzuräumen, plötzlich konnte ich mich nicht mehr bewegen und bin – ich weiß nicht, wie lange – vor dem Bett gestanden. Das war ein Horror. Wie gibt es so etwas?"

Proband: Sandra M.
Alter: 25 Jahre, weiblich

Verhaltensmodalitäten	Häufigkeitsverteilung	Erklärung
		ja (1) / nein (0)

Nr.	Verhalten	zeitweise NIE	Seltener	Unver-ändert	Öfters	zeitweise STÄNDIG	1	0
1	Schlafen	x					1	
2	Erbrechen					x		0
3	Aufmerksam + Konzentriert sein					x		0
4	Gierig sein			x				
5	Schenken			x				
6	Essen					x		0
7	Stuhldrang			x				
8	Sich bewegen	x						0
9	Erstarren (sich nicht bewegen können)					x		0
10	Angst haben					x		0
11	Glücklich sein	x						0
12	Sich auseinandersetzen mit Menschen, Situationen, Problemen			x				
13	Personen ausweichen					x	1	
14	Sich sexuell betätigen	x					1	
15	Sich geistig beschäftigen	x						0
16	Trinken			x				
17	Harndrang			x				
18	Streiten				x			
19	Friedfertig sein			x				
20	Kämpferisch sein		x					
21	(Alles) über sich ergehen lassen			x				
22	Neidig sein			x				
23	Gönnen			x				
24	Arbeiten	x						0
25	Ruhen			x				
26	Reden			x				
27	Zuhören		x					
28	Sich freuen	x						0
29	Sich ärgern				x			
30	Lachen	x						0
31	Weinen				x			
32	Zwischenmenschliche Kontakte pflegen		x					
33	Sich zurückziehen					x		0
34	Fröhlich sein	x						0
35	Traurig sein					x		

Abb. 35. SSV der depressiven Grundstörung

Angst haben:

„Nach diesem Anfall einer Lähmung bin ich in panische Angst geraten, im Gehirn erkrankt zu sein und bald sterben zu müssen. Solche Angstanfälle habe ich aber auch grundlos."

Personen ausweichen und sich zurückziehen:

„Ich habe stark an Gewicht abgenommen, bin blass und hässlich. Ich tue alles Mögliche, dass ich niemandem begegne. Ich lebe total zurückgezogen." (Hier hat die Patientin eine subjektiv überzeugende Erklärung für ihr Verhalten).

Interpretation

Betrachtet man die in Abb. 35 dargestellte Verschiebung der psycho-biologischen Verhaltenspalette dieser Patientin, so fällt auf, dass die Verhaltensstörung weit über die Essstörung hinausgeht. Es treten insgesamt 16 Extrempositionen im Sinne des Nicht-Könnens bzw. Tun-Müssens auf. Sie hat nur bezüglich drei Extrempositionen eine subjektiv überzeugende Erklärung. Legt man unser Modell der Depression zugrunde, so leidet diese Patientin zwar vordergründig an einem bulimischen Verhalten, welches jedoch auf einer schweren depressiven Grundstörung beruht. Obwohl die Hamilton-Skala nur die klassischen Symptome der Depression erfasst, spricht der hohe Score von 35 ebenfalls für eine schwere depressive Episode.

Bezüglich Bulimie und Depression wurden einige Hypothesen vorgeschlagen, welche nach wie vor kontrovers diskutiert werden. Dabei wird die affektive Hypothese der Bulimie (Hinz und Williamson, 1987) durch unser Depressionsmodell eindeutig gestützt, was an Hand dieses Fallbeispiels demonstrierbar ist. Es gibt aber zweifellos auch Fälle einer weitgehend lebensgeschichtlich determinierten Essstörung, sodass man mit Recht von einer Bulimia nervosa als eigenständiges Krankheitsbild spricht.

Sandra M. hat eine Verwerfungsdepression und war von Jugend an hoch suizidgefährdet. Bei Verwerfungsdepressionen muss die Suizidalität entsprechend abgeschätzt (Mitterauer, 1989b) und in der Behandlung berücksichtigt werden, was in diesem Fall vermutlich nicht geschehen ist. Die Patientin hat nach Aufhellung der Depression die Kraft gehabt, sich das Leben zu nehmen.

Aus suizidologischer Perspektive scheint mir die Störung des Essverhaltens von besonderer Bedeutung zu sein. Man kann nämlich das Erbrechen als Verwerfung der gerade gegessenen Speisen interpretieren, da das Erbrechen den natürlichen Verdauungsmechanismus nicht zulässt. So gesehen ist die Bulimie ein typisches Verhalten einer Verwerfungsdepression. Man sollte daher ein bulimisches Verhalten bei der Abschätzung der Suizidalität als wichtiges Kriterium berücksichtigen.

Aufgrund der eindeutigen Diagnose einer Depression wurde bei Sandra M. eine parenterale antidepressive Therapie durchgeführt. Ein signifikanter Behandlungserfolg führte schließlich nach einer sechswöchigen Behandlung einschließlich Psychotherapie zur Entlassung der Patientin aus der Klinik. Drei Tage später hat sie sich – völlig unerwartet – vor den Zug geworfen.

Studien über die Wirksamkeit von Antidepressiva

Ein kritischer Fallbericht

Neben der Erhebung der allgemeinen soziopsychologischen Daten werden bei Studien über die Wirksamkeit von antidepressiven Substanzen die gängigen international anerkannten Fragebögen eingesetzt. Dabei handelt es sich im Wesentlichen um das Beck'schen Depressionsinventar (BDI), die Montgomery Asberg Depression-Rating-Scale (MADRS) sowie um die Hamilton Depressions-Scale (HAMD). Ferner werden globale Einschätzungen des Behandlungsverlaufes (CGIS) und eine Befragung zum Medikamenteneinfluss (Rating of Medication influences, ROMI) durchgeführt. Es stehen aber noch diverse Fragebögen zum Ausprägungsgrad der Angst (Hamilton Anxiety Scale, Beck-Angst-Inventar), von Schlafstörung und Libidoverlust zur Verfügung. Was diese Fragebögen zur Diagnostik der Depression betrifft, so sind sie selbstverständlich weitgehend an den klassischen Diagnoseschemata orientiert. Eine umfassende Analyse depressiven Verhaltens erfolgt jedoch nicht. Dieses Faktum soll nun an einem Fallbeispiel demonstriert werden:

Tobias E. ist ein 32-jähriger lediger Techniker, der seit dem 16. Lebensjahr an rezidivierenden depressiven Episoden leidet und im Rahmen seines letzten Klinikaufenthaltes an einer Studie über die Wirksamkeit eines neuen Antidepressivums teilgenommen hat.

Lebensgeschichte:
Er sei gemeinsam mit seiner älteren Schwester in intakten familiären Verhältnissen am elterlichen Bauernhof aufgewachsen und habe eine schöne Kindheit und bis zur ersten Depression auch eine schöne Jugendzeit verbracht. Nach dem Besuch der Grundschule sei er auf die Höhere Technische Lehranstalt gegangen und habe sich beim Lernen, insbesondere in den technischen Fächern, leicht getan. Allerdings habe er in der zweiten Klasse wegen einer längeren Depression mehrere Wochen nicht in die Schule gehen können, habe aber dennoch nie eine Klasse wiederholen müssen. Nach der Matura habe er einen sehr guten Job bei einer Computerfirma bekommen. Trotz

mehrerer Krankenstände wegen depressiver Phasen habe er diese
Stelle nach wie vor inne, da man normalerweise seine Program-
mierungstätigkeit sehr schätze. Seit sechs Jahren habe er eine feste
Freundin. Zu den Eltern und der Schwester bestehe ein regelmäßiger
und warmherziger Kontakt.

Krankheitsanamnese:
Die Großmutter mütterlicherseits habe an Depressionen gelitten.
Kinderkrankheiten habe er die üblichen gehabt. Körperlich sei er
immer gesund gewesen.

Sexualanamnese:
Mit 12 Jahren sei er in die Pubertät gekommen. Er sei heterosexuell
orientiert.

Suchtanamnese:
Er trinke keinen Alkohol, rauche nicht und habe noch nie Drogen
genommen.

Stimmungsanamnese:
Normalerweise sei er ein fröhlicher und sehr aktiver Mensch, ohne
dass er dabei überdreht sei. Als er in der zweiten Klasse HTL das
Semesterzeugnis, das sehr gut war, erhalten habe, sei er gleich nachhause gefahren, weil ihn ein unbändiges Schlafbedürfnis überkommen habe. Er sei dann mit kurzen Unterbrechungen tagelang im Bett
gelegen und habe meist geschlafen. Er sei zwar zur Toilette aufge-
standen, aber immer wieder auch, weil ihn eine Gier nach Essbarem,
insbesondere nach Schokolade, überfallen habe. Da es tagelang so
dahingegangen sei, habe ihn der Vater zunächst zum Hausarzt gefahren, der ihn dann in die Landesnervenklinik eingewiesen habe.
Nach einer intensiven Durchuntersuchung und psychologischen
Testung habe man eine Ess- und Schlafstörung diagnostiziert und
der Schwerpunkt der Behandlung sei in einer Verhaltenstherapie gelegen. Er sei aber weitgehend handlungsunfähig gewesen, sei immer
trauriger geworden und habe auch viel geweint. So wurde schließlich
eine Depression diagnostiziert und er habe Medikamente dagegen
bekommen, die dann relativ rasch gewirkt haben. Er habe nach dem
Klinikaufenthalt sofort wieder die Arbeit aufgenommen und nach
etwa drei Monaten die Medikamente abgesetzt.

Er sei in den folgenden Jahren ohne fassbaren Anlass und in unterschiedlichen Jahreszeiten wiederkehrend depressiv geworden. Der Hausarzt habe ihm dann entsprechende Medikamente gegeben, welche jeweils gut gewirkt haben. Die Depressionen seien ganz unterschiedlich verlaufen, so habe er Phasen gehabt, in denen er sehr schlecht geschlafen habe und keine Gier nach Schokolade oder Essbarem hatte. Selbstmordgedanken seien nie gekommen, vielleicht ganz hintergründig.

Bei der zuletzt aufgetretenen Depression hätten die Medikamente des Hausarztes nicht mehr gewirkt, er habe wieder viel schlafen müssen und kiloweise Schokolade gegessen. Die Stimmung sei ganz unten mit Angst und Verzweiflung gewesen, sodass ihn der Hausarzt in die Klinik eingewiesen habe. Dort habe man die Medikamente des Hausarztes für sein Schlafbedürfnis verantwortlich gemacht und ihn auf ein neues Medikament eingestellt, wobei er an einer Medikamentenstudie teilgenommen habe. Da man ihn nur gefragt habe, ob er weniger Appetit habe, habe er dieses verneint und vom „Schokolade Fressen" nichts gesagt. Er habe sich auch geniert. Trotz dieser Gier nach Schokolade habe er nicht zugenommen und daher auch kein Gewicht verloren, wonach er vom Arzt ebenfalls gefragt worden sei.

Das neue Medikament habe seine Stimmung wieder weitgehend normalisiert. Zuhause angekommen, sei er jedoch wieder stundenlang in einen tiefen Schlaf gefallen, obwohl das Medikament als antriebssteigernd beschrieben wird. Die Gier nach Schokolade sei seltener aufgetreten, jedoch immer noch vorhanden gewesen. Obwohl er sich wieder arbeitsfähig gefühlt habe, seien die Schlafanfälle noch im Weg gestanden. Die Studie habe allerdings ergeben, dass sich in den Fragebögen keine Depression mehr zeigt.

Psychodiagnostik:
Gut durchschnittliche intellektuelle Ausstattung, keine Hirnleistungsschwäche.

Persönlichkeit:
Leistungsorientiert-perfektionistisch.

Neurologische Durchuntersuchung:
Unauffällig.

MADRS:
6 Punkte, keine Depression.

HAMD:
2 Punkte, keine Depression.

Akzeptanz-Verwerfungsfragebogen:
In sämtlichen Relevanzbereichen ist Tobias E. auf Akzeptanz ausgerichtet.

Salzburger Subjektive Verhaltensanalyse (Abb. 36)

Nach Abschluss der Medikamentenstudie zeigen sich im SSV noch
immer folgende Extrempositionen im Sinne einer depressiven Grundstörung:

Zeitweise schlafen müssen:
„Man hat mir gesagt, dass mein erhöhtes Schlafbedürfnis von den
Medikamenten des Hausarztes kommt. Jetzt habe ich ein neues Medikament und habe gestern trotzdem von 10.00 Uhr morgens bis
15.00 Uhr nachmittags geschlafen. Was ist da los?"

Zeitweise gierig sein und essen:
„Ich habe mir schon im Klinikbuffet immer wieder Schokolade kaufen müssen, aber nichts davon gesagt. Während Sie mich befragen,
habe ich schon wieder diesen Drang. Vielleicht bin ich gar nicht
depressiv, sondern süchtig."

Nicht arbeiten und keine zwischenmenschliche Kontakte haben können:
„Wenn ich so viel schlafen muss, dann ist es klar, dass ich weder arbeiten noch in die Gesellschaft gehen kann. Aber ich habe eigentlich
noch nicht den richtigen Biss, zu programmieren oder mich mit den
Leuten zu unterhalten."

Interpretation

Zunächst ist festzustellen, dass wir in einschlägigen Untersuchungen
eine signifikante Korrelation zwischen der Häufigkeit der Extrempositionen im SSV und dem Hamilton-Depressions-Score nachweisen
konnten (Rothuber et al, 2007). Die Schwäche sowohl der Hamilton-

Proband: Tobias E.
Alter: 32 Jahre, männlich

Verhaltensmodalitäten	Häufigkeitsverteilung	Erklärung
		ja (1) / nein (0)

Nr.	Verhalten	zeitweise NIE	Seltener	Unver-ändert	Öfters	zeitweise STÄNDIG	1	0
1	Schlafen					x		0
2	Erbrechen			x				
3	Aufmerksam + Konzentriert sein		x					
4	Gierig sein					x		0
5	Schenken			x				
6	Essen					x		0
7	Stuhldrang			x				
8	Sich bewegen		x					
9	Erstarren (sich nicht bewegen können)			x				
10	Angst haben			x				
11	Glücklich sein		x					
12	Sich auseinandersetzen mit Menschen, Situationen, Problemen			x				
13	Personen ausweichen			x				
14	Sich sexuell betätigen			x				
15	Sich geistig beschäftigen			x				
16	Trinken				x			
17	Harndrang				x			
18	Streiten			x				
19	Friedfertig sein			x				
20	Kämpferisch sein			x				
21	(Alles) über sich ergehen lassen			x				
22	Neidig sein			x				
23	Gönnen			x				
24	Arbeiten	x					1	
25	Ruhen			x				
26	Reden			x				
27	Zuhören			x				
28	Sich freuen			x				
29	Sich ärgern			x				
30	Lachen		x					
31	Weinen			x				
32	Zwischenmenschliche Kontakte pflegen	x					1	
33	Sich zurückziehen				x			
34	Fröhlich sein		x					
35	Traurig sein				x			

Abb. 36. SSV der depressiven Grundstörung

Depressions-Skala als auch der Montgomery Asberg Depressions-Skala liegt jedoch darin, dass diese Fragebögen nicht die gesamte Verhaltenspalette einer depressiven Grundstörung erfassen. Beide Skalen orientieren sich am depressiven Nicht-Können bzw. an der Angst und lassen daher die Hypersymptome wie Hypersomnie und Gier nach Essbarem unberücksichtigt. Es verwundert daher nicht, dass dieser Patient in beiden Skalen einen unauffälligen Score erreicht, sich subjektiv jedoch noch nicht voll remittiert erlebt. Vor allem aber nagt die nach wie vor vorhandene Verschiebung der Verhaltenspalette am Selbstverständnis dieses Patienten.

Tobias E. hat eine Akzeptanzdepression, die auch zu einer Überanpassung führen kann. So berichtet er den behandelnden Ärzten nur über Symptome, nach denen er befragt wird. „Der Doktor weiß genau, was für seine Diagnose relevant ist." Umgekehrt ist es aber so, dass die zeitgenössische Depressionsforschung wesentliche Symptome der Depression nicht kennt oder zumindest nicht berücksichtigt und daher auch nicht danach fragen kann.

Überlegt man sich fernerhin, dass die depressive Grundstörung hoch variabel ist, was vor allem die Extrempositionen des dranghaften Tun-Müssens betrifft, so wird die individuelle Kombinatorik – so wie sie statistisch und kasuistisch nachweisbar ist – derzeit bei Medikamentenstudien nicht berücksichtigt. Diese Erweiterung der Depressionsdiagnostik sollte aber ehestmöglichst erfolgen, weil die Studien derzeit nicht valide sind. Da der zeitgenössischen Psychiatrie dieses Bewusstsein weitgehend fehlen dürfte, kann man es den Autoren der Montgomery Asberg Depressions-Skala nachsehen, wenn sie behaupten, dass „depressive Patienten, die nicht nach den folgenden zehn Items beurteilt werden können, extrem selten sind" (Montgomery und Asberg, 1979). Leider ist jedoch das Gegenteil der Fall.

Depression, Gier, Oniomanie und Hypersexualität

Falldarstellung

Karin B. ist eine 40-jährige verheiratete Hausfrau. Wegen wiederkehrender Bestellungsbetrügereien wird sie zur Frage der Zurechnungsfähigkeit untersucht und begutachtet.

Lebensgeschichte:
Sie sei in einer Salzburger Kleinstadt ledig geboren. Die Mutter habe dann einen anderen Mann geheiratet, sodass sie gemeinsam mit zwei älteren Halbschwestern in intakten familiären Verhältnissen aufgewachsen sei. Sie habe allerdings darunter gelitten, dass die Halbschwestern von beiden Eltern bevorzugt worden seien. Nach dem Besuch der Grundschule habe sie eine kaufmännische Lehre erfolgreich abgeschlossen. Mit 22 Jahren habe sie einen Kaufmann geheiratet. Aus der Ehe stammen zwei Töchter. Sie habe dann selbst ein Kindermodengeschäft eröffnet. Diese Tätigkeit sei jedoch durch den Alkoholismus des Ehegatten und das damit verbundene gewalttätige Verhalten zunehmend belastet gewesen, sodass es zur Ehescheidung gekommen sei. Durch die Scheidung habe sie sowohl das Geschäft auflösen als auch das Haus verkaufen müssen. Der Ehemann habe

sie jedoch weiterhin nicht in Ruhe gelassen und sie öffentlich verleumdet. Sie sei dann so verzweifelt gewesen, dass sie eine Überdosis Tabletten eingenommen habe. Als allein erziehende Mutter habe sie Geld benötigt und sei daher ins Gastgewerbe arbeiten gegangen. Diese Tätigkeit habe jedoch zu massiven Bandscheibenbeschwerden und Krankenständen geführt. Nach der Kündigung sei sie in eine finanzielle Notsituation geraten. Mittlerweile sei sie wieder mit einem kinderlosen Mechaniker verheiratet. Diese Beziehung sei für sie sehr stabilisierend.

Krankheitsanamnese:
Ein Onkel väterlicherseits habe Suizid durch Erschießen begangen. Eine Großtante mütterlicherseits habe unter Depressionen gelitten. Keine Kinderkrankheiten erinnerlich. Die Mandeln seien als Kind herausgenommen worden. Gallenblasenentfernung vor vier Jahren. Nach einer Venenoperation habe sie anschließend eine Lungenembolie erlitten. Sie sei auf Pollen allergisch. Zeitweise habe sie migräneartige Kopfschmerzen. Vor einigen Jahren sei eine Bandscheibe im unteren Lendenwirbelbereich operiert worden. Sie habe aber auch einen Bandscheibenvorfall im Bereich der Halswirbelsäule.

Sexualanamnese:
Menarche mit 13 Jahren, prämenstruelles Syndrom mit Weinerlichkeit. Zwei problemlose Geburten. Ein Schwangerschaftsabbruch belaste sie noch immer.

Suchtanamnese:
Neigung zum Alkoholmissbrauch in depressiven Phasen. Kein Drogenkonsum. Sie rauche etwa 20 Zigaretten pro Tag.

Stimmungsanamnese:
Sie neige schon seit Jahren zu depressiven Verstimmungen in der dunklen Jahreszeit. Es treten dann ausgeprägte Durchschlafstörungen auf mit einem Morgentief der Stimmungslage. Selbstmordgedanken mit Ausführungstendenzen habe sie auch immer wieder. In depressiven Phasen habe sie aber vor allem einen Heißhunger auf Süßes, aber auch auf andere Speisen „quer durch den Kühlschrank", sie erbreche jedoch nicht.

Stellungnahme zur „Kaufsucht":

Bis zur Ehescheidung vor 13 Jahren habe sie sich gesund gefühlt.
Durch die danach aufgetretene wirtschaftliche Notsituation habe sie
begonnen, über Versandhäuser Waren für die Kinder zu bestellen,
die sie jedoch nicht bezahlen konnte. Sie habe dann aber auch alle
möglichen Waren bestellt und diese an Freunde verschenkt. Für sich
selbst habe sie exklusive Kleidung zur Aufwertung ihres Selbstwert-
gefühles bestellt. Diese Kaufsucht habe sie jedoch nur dann gehabt,
wenn es ihr stimmungsmäßig schlecht gegangen sei. Da habe sie sich
stundenlang an den Computer gesetzt und bestellt und bestellt. Es
sei dann offenbar so gewesen, was sie gesehen habe, habe sie sofort
bestellen müssen. Es sei eine unstillbare Gier nach Waren aufgetreten. Dann habe sich ihre Gier wieder auf Schokolade und Essbares
gerichtet. Obwohl ihr dieses Fehlverhalten bewusst gewesen sei, sei
sie diesen „Gieranfällen" immer wieder völlig ausgeliefert gewesen.

Besonders peinlich sei ihr jedoch, dass sich diese Gieranfälle laufend mit einem Drang nach Geschlechtsverkehr abgelöst haben, insbesondere in den Stunden der Schlaflosigkeit, aber auch tagsüber.
Dabei habe sie keine wirkliche Lust empfunden, sie sei froh gewesen,
dass sie längere Zeit keinen Partner gehabt habe. Ihren jetzigen Ehemann lasse sie diese Geilheitszustände nicht merken, um nicht als
Nymphomanin hingestellt zu werden. Eigentlich schäme sie sich.

Psychodiagnostik:

Durchschnittliche intellektuelle Ausstattung, keine Hirnleistungsschwäche.

Persönlichkeit:

Narzisstisch mit expansiven Tendenzen, wunschweltbetont und
haltsuchend.

Neurologische Durchuntersuchung:

Ischialgie rechts, Zustand nach Bandscheibenoperation, Cervikalsyndrom.

Hamilton-Score:

25: Mittelschwere Depression.

Akzeptanz-Verwerfungsfragebogen:

Karin B. ist im materiellen Bereich auf Verwerfung ausgerichtet. „Wenn ich etwas Teures haben will, kaufe ich es, auch wenn ich es mir nicht leisten kann." Im zwischenmenschlichen Bereich sowie bei der Problemlösung überwiegt ein akzeptierender Handlungsstil. Was hingegen das Anspruchsniveau und die Gefühlswelt betrifft, so besteht ein radikaler selbstverwerfender Handlungsstil als Hinweis auf die Fähigkeit zur Selbsttötung.

Salzburger Subjektive Verhaltensanalyse (Abb. 37)

Folgende Verhaltensmodalitäten kann Karin B. zeitweise nicht ausführen:

Sich bewegen; frei und glücklich sein; sich mit Menschen, Situationen und Problemen auseinandersetzen; trinken; reden und lachen. Sie hat nur eine subjektiv überzeugende Erklärung, dass sie nicht mehr frei und glücklich ist, weil ein Gerichtsverfahren läuft.

Folgende Verhaltensmodalitäten muss sie zeitweise ausführen:

Gierig sein:

„Ich habe mehrmals am Tag Fressanfälle, obwohl ich keinen Hunger habe. Schokolade kann ich überhaupt nicht länger liegen lassen, ich muss sie sofort vernaschen. Leider hat sich aber auch ein unstillbares Verlangen, Waren zu bestellen, entwickelt. Zuerst habe ich es aus Not getan, dann hat sich alles automatisiert. Aber die Not ist schon lange keine Ausrede mehr, ich habe jetzt große Schulden und ein Gerichtsverfahren am Hals. Warum es so weit gekommen ist, verstehe ich eigentlich nicht."

Essen:

„Wie gesagt, ich habe zeitweise Fressanfälle ohne Hungergefühl. Ich bin halt schwer gestört."

Sich sexuell betätigen:

„Vorgestern Nacht bin ich ab Mitternacht bis in die Morgenstunden wach gelegen. Da habe ich einen Reizzustand im Genitalbereich verspürt, der nach Befriedigung gedrängt hat. Es war ein ungutes Gefühl ohne wirkliche sexuelle Lust. Ich habe aber meinen Mann nicht zu verführen versucht, weil mir diese Geilheitsanfälle peinlich sind.

Proband: Karin B.
Alter: 40 Jahre, weiblich

Verhaltensmodalitäten	Häufigkeitsverteilung	Erklärung
		ja (1) / nein (0)

Nr.	Verhalten	zeitweise NIE	Seltener	Unver-ändert	Öfters	zeitweise STÄNDIG	1	0
1	Schlafen		x					
2	Erbrechen			x				
3	Aufmerksam + Konzentriert sein		x					
4	Gierig sein					x		0
5	Schenken			x				
6	Essen					x		0
7	Stuhldrang		x					
8	Sich bewegen	x						0
9	Erstarren (sich nicht bewegen können)			x				
10	Angst haben			x				
11	Glücklich sein	x					1	
12	Sich auseinandersetzen mit Menschen, Situationen, Problemen	x						0
13	Personen ausweichen			x				
14	Sich sexuell betätigen					x		0
15	Sich geistig beschäftigen				x			
16	Trinken	x						0
17	Harndrang			x				
18	Streiten		x					
19	Friedfertig sein			x				
20	Kämpferisch sein			x				
21	(Alles) über sich ergehen lassen					x		0
22	Neidig sein			x				
23	Gönnen			x				
24	Arbeiten		x					
25	Ruhen					x	1	
26	Reden	x						0
27	Zuhören			x				
28	Sich freuen			x				
29	Sich ärgern				x			
30	Lachen	x					1	
31	Weinen				x			
32	Zwischenmenschliche Kontakte pflegen		x					
33	Sich zurückziehen					x		0
34	Fröhlich sein		x					
35	Traurig sein					x		0

Abb. 37. SSV der depressiven Grundstörung

Wenn sie tagsüber auftreten, kann ich mich wenigstens durch Essen und leider auch Bestellen im Internet ablenken. Das alles ist doch nicht normal. Erklären Sie mir bitte diesen Wahnsinn."

Alles über sich ergehen lassen und sich zurückziehen:
„Ich mache zurzeit durch das Gerichtsverfahren sehr viel mit. Die Leute verachten mich. Die ältere Tochter hat auch schon angefangen, zu viel im Internet zu bestellen und mein Mann schimpft jetzt öfter mit mir, was er früher nicht getan hat. Ich kann mich zeitweise nicht wehren und muss mich dann zurückziehen. Mir fehlt einfach die Kraft. Früher war ich eher streitbar. Das müssen Depressionen sein."

Ruhen:

„Mein Fressen, Kaufen und die Geilheitsanfälle nehmen mich oft so her, dass ich ruhen muss und einfach irgendwo sitze und vor mich hinschaue. Dabei sehe ich alles schwarz. Ich erhole mich auch nicht wirklich, weil mich nach einiger Zeit wieder irgendeine der erwähnten Aktivitäten überfällt."

Traurig sein:

„Es kommt immer wieder vor, dass ich feuchte Augen bekomme. Dann falle ich in eine tiefe Traurigkeit, die meist längere Zeit anhält. Vielleicht habe ich eine schwere Depression?"

Interpretation

Oberflächlich gesehen handelt es sich bei Karin B. um eine Betrugsdelinquenz bei gleichzeitiger Oniomanie. Es wurde daher vom Gericht die Schuldfähigkeit in Frage gestellt, was wir zu beurteilen hatten. Bezüglich des oniomanen Verhaltens dieser Frau ist aus forensisch-psychiatrischer Sicht entscheidend, dass die zahlreichen Betrugsdelikte wesentlich auch Folge der finanziellen Notsituation waren. Man kann daher nicht ausschließlich von einem unsteuerbaren oniomanen Drangverhalten ausgehen, sondern es muss auch berücksichtigt werden, dass zumindest bei mehreren Betrugsdelikten die Notsituation bewusst den Entscheidungsprozess mitbestimmt hat. Ferner ist festzuhalten, dass Karin B. keine psychobiologische Störung hat, durch welche das Unrechtseinsichtsvermögen aufgehoben wäre.

Im Rahmen einer eingehenden Psychodiagnostik hat sich zunächst ergeben, dass der Hamilton-Score (25) auf eine mittelschwere Depression hinweist, was auch der klinischen Exploration entspricht. Im SSV zeigt sich dann zusätzlich eine ausgeprägte depressive Grundstörung, wobei sechs Verhaltensmodalitäten zeitweise nicht ausgeführt werden können und vor allem sieben Verhaltensmodalitäten als ein zeitweises Tun-Müssen auftreten. Dabei überwiegt die subjektive Erklärungslosigkeit bei dieser Patientin. Hier handelt es sich um ein sehr variationsreiches Störungsbild der Depression, welches mit den klassischen Diagnoseschemata nicht erfasst wird.

Während ich die depressive Gier als „Fresssucht" bzw. Oniomanie schon an Fallbeispielen diskutiert habe, möchte ich bei dieser Patientin den möglichen Zusammenhang von Hypersexualität und

Depression in den Brennpunkt stellen. In der englischsprachigen Literatur wird eine bestimmte Form von Hypersexualität treffend als „persistent genital arousal disorder" bezeichnet. Dabei handelt es sich um Frauen, die unter unerwünschten Gefühlen genitaler Erregung leiden, welche sich daher von einem normalen sexuellen Bedürfnis deutlich unterscheiden. Leiblum und Goldmeier (2008) vermuten einen Zusammenhang mit einer antidepressiven Medikation bzw. mit deren Absetzen. Aber auch psychologische Faktoren, wie vor allem Angst, könnten diese Störung verstärken. Greil et al (2001) wiederum sehen in einer libidonösen Enthemmung im Rahmen einer Medikation mit SSRI ein selektives „switch phenomenon" in Richtung einer manischen Symptomatologie bzw. einen Mischzustand mit vorherrschender sexueller Symptomatik.

Masi et al (2000) vermuten einen Zusammenhang zwischen dem Kleine-Levin Syndrom und psychobiologischen Störungen wie der Depression. Dieses Syndrom ist aus der Perspektive unseres Depressionsmodells von besonderem Interesse, weil es durch plötzlich auftretende und vorübergehende Hyperphänomene wie Hyperphagie, Hypersomnie und Hypersexualität bzw. andere impulsive Verhaltensweisen gekennzeichnet ist.

Bei Karin B. ist die zeitweise auftretende dranghafte Erregung im Genitalbereich als ein Tun-Müssen im Rahmen der depressiven Grundstörung zu interpretieren. Geht man davon aus, dass diese Grundstörung durch eine synaptische Hyperintentionalität bedingt ist, so kann es durchaus sein, dass antidepressive Substanzen bzw. deren Absetzen eine Verhaltensverschiebung in diese Richtung mitverursachen. Man könnte zwar auch von einem Umschlagphänomen in die Manie bzw. von einem manisch-depressiven Mischzustand sprechen, in unserem Depressionsmodell stellt Hypersexualität jedoch ein Drangsymptom dar, wofür die Patientin keine subjektiv überzeugende Erklärung hat. Was das Kleine-Levin-Syndrom betrifft, so könnten synaptische Entstehungsbedingungen, so wie wir diese bei der Depression vorschlagen, eine wesentliche Rolle spielen.

Man kann aber auch die bunte Depressionssymptomatik dieser Patientin als „atypische Depression" (Akiskal und Benazzi, 2008) bezeichnen, ohne dass man jedoch die einzelnen Symptome bereits einem hypomanischen Zustand zuordnet.

Karin B. hat im materiellen Bereich eine Verwerfungsdepression, indem sie alle Argumente gegen ihr dranghaftes oniomanes Verhalten verwerfen muss. Dasselbe gilt für ihr hohes Anspruchsniveau und die Gefühlswelt. Hier herrscht ebenfalls ein radikaler verwerfender Handlungsstil in Bezug auf die eigene Person. Es dominiert daher eine Verwerfungsdepression, was für die Abschätzung der Suizidalität von besonderer Bedeutung ist.

Was die Begutachtung der Eigentumsdelinquenz betrifft, so kann zunächst kein Zweifel bestehen, dass das Unrechtseinsichtsvermögen weitgehend ungestört war. Anders verhält es sich jedoch mit der Steuerungsfähigkeit, nämlich der Fähigkeit, nach dieser Einsicht zu handeln. Das Steuerungsvermögen zu den Tatzeiten war differenziert zu beurteilen. Anfänglich resultierten die vielen Bestellungen von Waren über das Internet aus einer Notlage, sodass diesen Handlungen noch überlegte und gezielte Entscheidungsprozesse vorangingen. Zu diesen Tatzeitpunkten war daher das Steuerungsvermögen noch nicht aufgehoben, was Schuldfähigkeit bedeutet.

Das dann in ausgeprägten depressiven Episoden aufgetretene dranghafte Bestellungsverhalten konnte Karin B. jedoch nicht mehr steuern. Sie war daher zu diesen Tatzeitpunkten zwar nach wie vor fähig, das Unrecht ihres Tuns einzusehen, konnte jedoch nach dieser Einsicht nicht mehr handeln, womit Schuldunfähigkeit einherging.

Depression und Rededrang

Falldarstellung

Die 29-jährige ledige Friseurin Stella K. musste wegen einer schweren depressiven Episode bei gleichzeitiger Bulimie stationär an einer psychiatrischen Klinik aufgenommen werden. Unsere Diagnostik erfolgte im Rahmen eines Forschungsprogramms.

Lebensgeschichte:
Der Vater sei Mechaniker, die Mutter Sekretärin. Sie habe keine Geschwister. Die Beziehung zum Vater sei warmherzig und vertrauensvoll. Die Mutter empfinde sie hingegen als kühl und zeitweise auch ablehnend. Vom Vater habe sie erfahren, dass die Mutter keine Kinder haben wollte und einen Schwangerschaftsabbruch vorgehabt habe, was der Vater jedoch mit Mühe verhindern konnte. Die Volks- und Hauptschule habe sie problemlos absolviert, sie sei von Kindheit an ehrgeizig und zielstrebig. In der Zeit des Polytechnikums habe

sie wegen einer Bulimie in ärztliche Behandlung gehen müssen. Rückblickend habe sie bereits damals an einer Depression gelitten. Als sich ihr Zustand wieder stabilisiert habe, habe sie die Lehre zur Friseurin problemlos absolviert. Seit dem 19. Lebensjahr sei sie mit einem Bankbeamten befreundet. Vor zwei Monaten habe sie dieser Mann wegen einer anderen Frau verlassen, sodass wiederum eine Depression mit Essstörung aufgetreten sei.

Krankheitsanamnese:
Die Großmutter väterlicherseits sei depressiv, der Vater habe jahrelang Alkoholprobleme gehabt. An Kinderkrankheiten seien ihr die Masern erinnerlich. Keine Operationen, keine Unfälle, keine Anfälle von Bewusstlosigkeit. Keine inneren Erkrankungen.

Sexualanamnese:
Menarche mit 13 Jahren. Prämenstruelles Syndrom. Keine Schwangerschaft. Zuletzt Amenorrhoe.

Suchtanamnese:
Sie trinke nur mäßig Alkohol, habe noch nie Drogen genommen, sie rauche allerdings 20 Zigaretten pro Tag.

Stimmungsanamnese:
Sie sei ein eher ernster Mensch. Schon in der frühen Jugendzeit seien spontane Selbstmordgedanken aufgetreten. Die erste schwere depressive Episode habe sie mit 15 Jahren erlitten, welche jedoch nicht erkannt worden sei, da die Symptomatik der Bulimie im Vordergrund gestanden sei. Die zweite depressive Episode sei nun nach der Trennung vom Freund aufgetreten, wobei es wieder zu einer Essstörung gekommen sei, welche zum jetzigen Klinikaufenthalt geführt habe. Derzeit habe sie auch quälende Selbstmordgedanken.

Psychodiagnostik:
Leicht überdurchschnittliche intellektuelle Ausstattung, Konzentrationsstörung.

Neurologische Durchuntersuchung:
Unauffällig.

Hamilton-Score:
30: Schwere Depression.

Persönlichkeit:
Leistungsorientiert, erhöht selbstbezogen (narzisstisch) und seelisch verletzbar. Neigung zum Perfektionismus.

Akzeptanz-Verwerfungsfragebogen:
Im Relevanzbereich der Durchsetzung (materiell, beruflich, familiär) ist Stella K. auf Akzeptanz ausgerichtet. Im kommunikativen Anspruchsniveau, insbesondere auf den Partner bezogen, besteht ein radikaler selbstverwerfender Handlungsstil. Dasselbe gilt für die Gefühlswelt. „Wenn ich in einer unerträglichen Stimmung bin, würde ich mir am liebsten das Leben nehmen." Bei allgemeinen Problemlösungen ist sie wiederum auf Akzeptanz ausgerichtet.

Salzburger Subjektive Verhaltensanalyse (Abb. 38)

Folgende Verhaltensmodalitäten kann Stella K. zeitweise nicht mehr ausführen:

Aufmerksam und konzentriert sein; sich bewegen; sich auseinandersetzen mit Menschen; Situationen und Problemen; sich geistig beschäftigen; zuhören; zwischenmenschliche Kontakte pflegen:

Eine subjektiv überzeugende Erklärung kann sie für keine dieser Extrempositionen des Verhaltens finden.

Folgende Verhaltensmodalitäten muss sie zeitweise ständig ausführen:

Erbrechen:
„Wenn ich etwas esse, habe ich gleich danach einen starken Brechreiz und muss dann erbrechen. In diesem Zustand befinde ich mich oft über eine halbe Stunde lang. Vielleicht erbreche ich meine negativen Gedanken, ich weiß es nicht."

Schenken:
„Ich habe zeitweise ein großes Bedürfnis, Leute zu beschenken. Vorgestern habe ich mein letztes Geld abgehoben, um ganz ohne Anlass einer Freundin einen Bonus von € 300,– für ein neues Kleid zu schenken. Wenn mir derzeit ein Geschenk für jemanden einfällt,

Proband: Stella K.

Alter: 29 Jahre, weiblich

Verhaltensmodalitäten   Häufigkeitsverteilung   Erklärung

                                                                                  ja (1) / nein (0)

Nr.	Verhalten	zeitweise NIE	Seltener	Unver-ändert	Öfters	zeitweise STÄNDIG	1	0
1	Schlafen			x				
2	Erbrechen					x		0
3	Aufmerksam + Konzentriert sein	x						0
4	Gierig sein			x				
5	Schenken					x	1	
6	Essen					x		0
7	Stuhldrang			x				
8	Sich bewegen	x						0
9	Erstarren (sich nicht bewegen können)			x				
10	Angst haben				x			
11	Glücklich sein		x					
12	Sich auseinandersetzen mit Menschen, Situationen, Problemen	x						0
13	Personen ausweichen					x		0
14	Sich sexuell betätigen			x				
15	Sich geistig beschäftigen	x					1	
16	Trinken			x				
17	Harndrang			x				
18	Streiten			x				
19	Friedfertig sein			x				
20	Kämpferisch sein			x				
21	(Alles) über sich ergehen lassen					x		0
22	Neidig sein			x				
23	Gönnen			x				
24	Arbeiten		x					
25	Ruhen				x			
26	Reden					x		0
27	Zuhören	x						0
28	Sich freuen		x					
29	Sich ärgern				x			
30	Lachen		x					
31	Weinen					x		0
32	Zwischenmenschliche Kontakte pflegen	x						0
33	Sich zurückziehen					x	1	
34	Fröhlich sein		x					
35	Traurig sein					x		

Abb. 38. SSV der depressiven Grundstörung

muss ich dieses Geschenk auch machen. Das ist natürlich alles übertrieben. Ich bin keine Heilige, ich habe auch nicht so viel Geld. Was
da in mich gefahren ist?"

Essen:

„Den ständigen Drang, etwas zu essen, habe ich erst wieder, seit
mein Freund mich verlassen hat. Ich fühle mich seelisch ganz elend.
Es wäre besser, anstatt das Essen wieder zu erbrechen, gleich einen
Strick zu nehmen. Die Fresserei muss mit einer Depression zusam-
menhängen. Es kann ja nicht alles daran liegen, dass ich meinen
Freund verloren habe, da muss mehr sein."

Personen ausweichen:
„So wie ich jetzt aussehe, will ich, dass ich möglichst keinem begegne. Ich habe das Gefühl, dass mich auch fremde Leute ganz verwundert anschauen. Meine Freundin sagt aber, dass ich noch immer eine schöne Frau bin. Das glaube ich ihr nicht. Ich habe vielleicht Minderwertigkeitskomplexe."

Alles über sich ergehen lassen:
„Wenn mich zuletzt bei der Arbeit der Zeitdruck sehr belastet hat und die Chefin unfreundlich zu mir war, konnte ich mich überhaupt nicht mehr wehren und habe nur still dahingeweint. Warum ich mir alles gefallen lasse, weiß ich nicht."

Reden:
„Ich habe aber in den letzten zwei Monaten auch Zeiten gehabt, da habe ich Freunde besucht, weil ich mit jemandem reden musste. Dort angekommen, habe ich eigentlich kein Thema gehabt, sondern einfach nur dahingeredet. Man hat mich kaum unterbrechen können. Zuerst fühle ich mich durch das Reden etwas erleichtert, dann empfinde ich eine gewisse Peinlichkeit, kann aber trotzdem nicht aufhören, weiter zu quatschen. Zuhause angekommen hatte ich Schuldgefühle, weil ich die Gesellschaft der Freunde niedergeredet habe. Dann ist mein Leben wieder von Rückzug und Weinen bestimmt, ganz abgesehen von meiner Bulimie."

Weinen und sich zurückziehen:
„Ich ziehe mich deshalb tageweise völlig zurück, weil ich mich schäme, an allen Fronten zu versagen. Wenn ich dann unter die Leute gehe, wird alles noch ärger, vor allem, wenn ich die ganze Runde niederquatsche. Warum ich oft stundenlang weine, weiß ich eigentlich nicht. Es wird halt mit der Depression zusammenhängen. Wenn dieses Weinen nicht bald aufhört, bringe ich mich um."

Interpretation

Geht man zunächst davon aus, dass bei dieser Patientin der Hamilton-Score einen Wert von 30 Punkten erreicht, so kann an einer schweren depressiven Episode kein Zweifel bestehen. Sehen wir uns nun zusätzlich die Häufigkeitsverteilung der Extrempositionen aller

Verhaltensmodalitäten (Abb. 38) an, dann ist die psychobiologische Störung, an der diese Patientin leidet, noch schwerer, als sie von der Hamilton-Depressions-Diagnostik erfasst wird. Auch der Verlust des Selbstverständnisses, was das Auftreten von Extrempositionen in der Depression betrifft, geht aus dem SSV eindeutig hervor, da die Patientin überwiegend keine subjektiv überzeugende Erklärung für ihr Nicht-mehr-Können bzw. ständiges Tun-Müssen hat.

Aber auch die Störung des Essverhaltens im Sinne der Bulimie ist in unserem Depressionsmodell kein Begleitsymptom, sondern ein Symptom der depressiven Grundstörung. Kein Wunder, dass man im Laufe der Jahre die Erfahrung gemacht hat, dass der „Fressdrang" gut auf Antidepressiva anspricht (Ricca et al, 2001).

Die Verhaltensanalyse von Stella K. zeigt noch ein weiteres Symptom der Depression, welches man bisher nicht als solches erkannt hat, nämlich der zeitweise auftretende Rededrang. Das naheliegendste Gegenargument ist, dass diese Patientin kurzfristig in ein manisches Verhalten umschlägt. Hier handelt es sich jedoch nicht um eine manische Logorrhoe, sondern um einen Rededrang ohne Ideenflucht und ohne eine gehobene Stimmung. Unser Depressionsmodell kann dieses zeitweise ständige Reden-Müssen als ein Drangsymptom der depressiven Grundstörung erklären. Interessant ist auch, dass Stella K. über ihre „Redeanfälle" bisher keinem der behandelnden Ärzte berichtet hat, sondern erst durch die gezielte Befragung im SSV dieses Verhalten in der Depression überhaupt thematisiert wurde.

Stella K. wird in der Depression immer wieder akut suizidal. Im Akzeptanz-Verwerfungsfragebogen zeigt sich, dass sie die Fähigkeit zur radikalen Selbstverwerfung haben dürfte. Wie im theoretischen Kapitel über die Epigenetik und pränatale Prägung dargelegt, könnte der Umstand eine Rolle spielen, dass ihre Mutter Stella durch einen Schwangerschaftsabbruch verwerfen wollte, was der Vater verhindern konnte. Es könnte sein, dass Stella K. vom verwerfenden Verhalten ihrer Mutter selbst pränatal geprägt wurde und es daher immer wieder zu existenziellen selbstverwerfenden Tendenzen kommt.

Entsprechend unserem Weltbild gibt es nicht **die** Wirklichkeit schlechthin, sondern **viele** Wirklichkeiten. Ein bestimmtes Verhalten bezieht sich daher auf eine oder mehrere spezifische Wirklichkeiten, die wir Realitätsbereiche oder Relevanzbereiche (Mitterauer, 1985) nennen. Da Stella K. in bestimmten Relevanzbereichen auf

Akzeptanz ausgerichtet ist, hat sie hier eine Akzeptanzdepression, in jenen Relevanzbereichen, in denen sie sich verwerfend verhält, hingegen eine Verwerfungsdepression.

Da Stella K. nur als Patientin einer Studie zur Depressionsforschung untersucht und diagnostiziert wurde, konnten wir keine Handlungstherapie der Depression durchführen.

Reaktive Depression (Anpassungsstörung)

Falldarstellung

Werner S. ist ein 53-jähriger verheirateter Bürokaufmann. Er wurde von uns zur Frage der Arbeitsfähigkeit untersucht und begutachtet.

Lebensgeschichte:
Der Vater sei Gendarm gewesen, die Mutter Hausfrau. Er sei als Einzelkind in intakten familiären Verhältnissen aufgewachsen. Der Vater habe einen ausgeprägten Gerechtigkeitssinn gehabt und habe oft zu ihm gesagt: „Tue recht und scheue niemand." Nach dem Besuch der Grundschule habe er die Handelsschule mit Auszeichnung abgeschlossen. Der Vater habe ihn leider nicht studieren lassen, weil „wer gut ist, kommt auch ohne ein Studium hoch hinauf und verdient schon früher Geld." Nach dem Präsenzdienst sei er in den Beruf eingetreten. Er habe zunächst drei Jahre im Bereich einer Krankenkasse gearbeitet und in dieser Zeit geheiratet. Aus der nach wie vor problemlosen Ehe entstammen drei Söhne. Als er von seinem ersten Arbeitgeber keinen Fahrtkostenzuschuss erhalten habe, habe er gekündigt. Seither sei er bis zuletzt im Innendienst bei einer Versicherung tätig. Vor einem Jahr sei ein Chefwechsel erfolgt. Von diesem sei er ungerecht und nicht seiner Qualifikation entsprechend behandelt worden. Man habe ihm sogar seinen Garagenplatz entzogen, was ihn sehr gekränkt habe. Seit drei Monaten befinde er sich im Krankenstand und er erwarte die Kündigung, wolle aber dagegen kämpfen, soweit es irgendwie möglich sei.

Krankheitsanamnese:
Die Mutter sei depressiv gewesen. Kinderkrankheiten seien ihm keine erinnerlich. Längerer Krankenstand wegen Rückenschmerzen. Er sei danach vom Chef der Krankenkasse zu früh in die Arbeit gejagt wor-

den. Keine inneren Erkrankungen, keine Unfälle oder Anfälle mit
Bewusstlosigkeit.

Sexualanamnese:
Heterosexuell orientiert, problemlose sexuelle Partnerbeziehung.

Suchtanamnese:
Mäßiger Alkoholgenuss, kein Drogenkonsum; er rauche etwa 10 Zigaretten pro Tag.

Stimmungsanamnese:
Er sei ein eher ernster tatkräftiger Mensch, zeitweise etwas launisch.
Rückblickend habe er deswegen Rückenschmerzen bekommen, weil
ihn die Situation am Arbeitsplatz schon damals belastet habe. In
letzter Zeit habe er wieder verstärkte Schmerzen in der Wirbelsäule,
welche in beide Beine ausstrahlen. Der Neurologe habe aber nichts
gefunden. Seit einem Jahr leide er zunehmend unter Zukunftsangst,
Verstimmungszuständen mit Wut und Ärger wegen seiner ungerech-
ten beruflichen Probleme. Er ziehe sich immer mehr zurück und
könne meist gar nichts mehr tun. Lebensüberdrüssige Gedanken
verdränge er wegen der Kinder.

Psychodiagnostik:
Durchschnittliche intellektuelle Ausstattung, keine Hirnleistungsschwäche.

Persönlichkeit:
Narzisstisch mit hohen Leistungsansprüchen, aber auch wunschweltbetont. Hohe psychische Vulnerabilität.

Neurologische Durchuntersuchung:
Ohne krankhaften Befund.

Hamilton-Depressions-Score:
16: Mittelschwere depressive Episode.

Akzeptanz-Verwerfungsfragebogen:
In den Relevanzbereichen der Durchsetzung und des Anspruchsni-
veaus besteht ein überwiegend verwerfender Handlungsstil. Bei der
Problemlösung und in der Gefühlswelt ist er hingegen weitgehend

auf Akzeptanz ausgerichtet. Die Suizid-Items ergeben keine Hinweise auf einen radikalen selbstverwerfenden Handlungsstil.

Salzburger Subjektive Verhaltensanalyse (Abb. 39)

Folgende Verhaltensmodalitäten kann Werner S. zeitweise nicht mehr ausführen:

Stuhldrang:
„Ich bin öfter verstopft, wenn ich meine Gier nach Schokolade tafelweise befriedige."

Sich bewegen:
„Wenn ich lese, sitze ich oft mehrere Stunden im Lehnstuhl, ohne aufzustehen, weil ich nach Fachinformationen suchen muss."

Arbeiten:
„Ich kann tageweise überhaupt nichts tun und liege nur herum. Ich muss aber ständig über meinen Chef nachgrübeln."

Ruhen:
„Sogar wenn ich liege oder in meinem Lehnstuhl sitze, treibt mich eine Unruhe, weil mich meine Probleme mit dem Arbeitsplatz so sehr belasten."

Zwischenmenschliche Kontakte pflegen:
„Tageweise kann ich niemanden sehen, ich stelle auch mein Telefon ab und bitte meine Frau, meine Anwesenheit bei anderen zu verleugnen, denn ich will mit niemandem über meine Probleme reden, ich muss sie selber lösen."

Fröhlich sein, glücklich sein und sich freuen:
„Der Frohsinn ist mir total vergangen, es kann mich nichts mehr aufheitern, solange ich in dieser beruflichen Misere stecke."

Folgende Verhaltensmodalitäten muss Werner F. zeitweise ausführen:

Aufmerksam und konzentriert sein:
„Ich lese mich derzeit peinlich genau ins Sozialrecht ein, kann die Texte gut verstehen. Ich lese aber auch stundenlang alle möglichen

Proband: Werner S.
Alter: 53 Jahre, männlich

Verhaltensmodalitäten	Häufigkeitsverteilung	Erklärung
		ja (1) / nein (0)

Nr.	Verhalten	zeitweise NIE	Seltener	Unver-ändert	Öfters	zeitweise STÄNDIG	1	0
1	Schlafen				x			
2	Erbrechen			x				
3	Aufmerksam + Konzentriert sein					x	1	
4	Gierig sein					x	1	
5	Schenken			x				
6	Essen				x			
7	Stuhldrang	x					1	
8	Sich bewegen	x					1	
9	Erstarren (sich nicht bewegen können)			x				
10	Angst haben					x	1	
11	Glücklich sein	x					1	
12	Sich auseinandersetzen mit Menschen, Situationen, Problemen					x	1	
13	Personen ausweichen			x				
14	Sich sexuell betätigen			x				
15	Sich geistig beschäftigen					x	1	
16	Trinken					x		0
17	Harndrang				x			
18	Streiten			x				
19	Friedfertig sein		x					
20	Kämpferisch sein					x	1	
21	(Alles) über sich ergehen lassen			x				
22	Neidig sein					x	1	
23	Gönnen			x				
24	Arbeiten	x						0
25	Ruhen	x					1	
26	Reden			x				
27	Zuhören			x				
28	Sich freuen	x					1	
29	Sich ärgern					x	1	
30	Lachen		x					
31	Weinen			x				
32	Zwischenmenschliche Kontakte pflegen	x					1	
33	Sich zurückziehen					x	1	
34	Fröhlich sein	x					1	
35	Traurig sein			x				

Abb. 39. SSV der depressiven Grundstörung

Zeitungen und suche nach einschlägigen Informationen, weil ich mir die drohende Kündigung nicht gefallen lassen will."

Gierig sein:
„Ich fresse an manchen Tagen eine Tafel Schokolade nach der anderen, um mich – allerdings vergebens – zu beruhigen."

Angst haben:
„Ich lebe in ständiger Angst, dass ich gekündigt werde und meine Familie nicht mehr erhalten kann. Zwei Söhne studieren noch."

Sich auseinandersetzen mit Menschen, Situationen und Problemen:
„Gott sei Dank habe ich trotz laufender Einbrüche noch die Kraft, mich gegen die Ungerechtigkeiten zu wehren, so wie es mich mein Vater gelehrt hat. Ich beschäftige mich die meiste Zeit des Tages damit. Ich muss dieses Problem lösen.“

Sich geistig beschäftigen:
„Wie ich schon gesagt habe, suche ich stundenlang nach Informationen, wie ich meine Kündigung bekämpfen kann, denke dann intensiv darüber nach. Eine Lösung habe ich allerdings bis jetzt noch keine gefunden.“

Trinken:
„Ich habe an manchen Tagen Durstanfälle, weiß aber nicht, warum.“

Kämpfen:
„Weil ich mir die Ungerechtigkeit am Arbeitsplatz nicht gefallen lassen kann und es auch um meine Ehre geht, muss ich dagegen kämpfen.“

Neidig sein:
„Ich habe früher den Neid nicht gekannt. Als der neue Chef hochbezahlt diese Stelle bekommen hat, habe ich auch Ärger- und Neidanfälle bekommen, weil er eine politisch geförderte präpotente Flasche ist.“

Sich ärgern:
„Mich begleitet aber auch ein ständiger Ärger über die sozialen Ungerechtigkeiten, so wie sie auch mir passieren.“

Sich zurückziehen:
„Wie ich schon gesagt habe, muss ich mich oft tageweise ganz zurückziehen, weil ich wegen meiner Probleme von niemandem angeredet werden will. Ich schäme mich dann aber auch, weil ich nichts arbeite.

Interpretation

Betrachtet man zunächst die Extrempositionen der in Abb. 39 dargestellten Verhaltenspalette, so finden sich neben den üblichen Symptomen des depressiven Nicht-Könnens wie Freudlosigkeit, Verlust
der Fröhlichkeit, Arbeitsunfähigkeit etc. vor allem auch zahlreiche
Extrempositionen des ständigen Tun-Müssens, welche größtenteils
von der klassischen Depressionsdiagnostik nicht erfasst werden. So
hat auch Werner S. in der anfänglichen klinischen Befragung weder
über seine Gier nach Schokolade noch über seine „Ärger- und Neidanfälle" gesprochen. Diese depressiven Symptome konnten erst in
der konkreten Verhaltensanalyse im SSV exploriert werden. Wie ich
schon an Hand anderer Fallbeispiele zu zeigen versuchte, können
ein ständiges Ärgern oder ein ständiges neidig Sein Symptome der
depressiven Grundstörung darstellen.

Was allerdings den für die depressive Grundstörung geforderten
Verlust des Selbstverständnisses betrifft, so ist diese Fallkonstellation
differenziert zu diagnostizieren. Geht man davon aus, dass dieser
Patient – mit Ausnahme des zeitweise Tun-Müssens – für alle Extrempositionen eine subjektiv überzeugende Erklärung hat, die auch
für den Untersucher nachvollziehbar ist, so muss man zunächst die
psychobiologische Grundstörung als Reaktion auf die psychosoziale
Belastungssituation interpretieren. Es handelt sich daher um eine reaktive Depression im Sinne der Anpassungsstörung (ICD 10 F3.21).

Fragt man jedoch den Patienten, warum er in seinem Verhalten
so stark beeinträchtigt ist, wo er doch früher bei der Lösung von
Problemen so tüchtig gewesen sei, dann hat er keine Erklärung pa-
rat, die ihn wirklich selbst überzeugt. Werner S. erkannte zwar, dass
das Kämpfen-Müssen um sein Recht eine normale Reaktion auf die
drohende Kündigung darstellt, aber er verstand nicht wirklich, warum er anfallsartig Schokolade essen muss, zeitweise ständig trinken
muss, sich zurückziehen muss und nicht mehr arbeiten kann. Er
verfügt zwar bezüglich der meisten Extrempositionen über eine subjektiv ausreichende Erklärung, für sein Gesamtverhalten im Sinne
der depressiven Grundstörung fehlt ihm jedoch ein wirklich über-
zeugendes Selbstverständnis.

Psychodynamisch gesehen hat ihn der Vater sehr geprägt. Selbst
in der Depression versucht er den Kampf um sein Recht. Es dürfte
aber im Beruf auch dadurch zu Konflikten gekommen sein, dass er

sich höher qualifiziert eingeschätzt und dadurch ein überhebliches Verhalten gezeigt hat, welches auf einem „zu viel Wollen" im Sinne der Hyperintentionalität beruhte. Bei gleichzeitiger hoher seelischer Verletzbarkeit ist dann eine massive psychosoziale Konflikt- und Belastungssituation entstanden.

Überlegt man sich, dass die Mutter des Patienten an Depressionen gelitten hat, so kann man von einer Diathesis zur Depression ausgehen, welche unter Stress zum Tragen gekommen ist. Dabei liegt die Stressbelastung von Werner S. auf der Hand, sodass die Depression durchaus als reaktiv diagnostiziert werden kann. Für die extreme Verschiebung der Verhaltenspalette ist aber wesentlich – folgt man unserer Theorie – eine Verzögerung der synaptischen Informationsverarbeitung verantwortlich, die biogenetisch determiniert ist. So gesehen wäre eigentlich eine endo-reaktive Depression zu diagnostizieren.

Beurteilung der Arbeitsfähigkeit

Diagnostisch handelt es sich um eine mittelschwere depressive Grundstörung im Sinne einer Anpassungsstörung (längere depressive Reaktion). Die bisherige antidepressive Therapie des behandelnden Psychiaters hat noch keinen Behandlungserfolg erbracht. Werner S. ist daher derzeit für eine berufliche Tätigkeit nicht belastbar. Eine stationäre Aufnahme in einer Fachklinik zur Intensivierung der biologischen Therapie und Durchführung einer intensiven Psychotherapie wurde empfohlen. Solange die psychosoziale Belastungssituation besteht, ist allerdings ein signifikanter medikamentöser Behandlungserfolg eher nicht zu erwarten. Da eine Individualprognose nicht gestellt werden kann, sollte die Frage der Arbeitsfähigkeit in etwa sechs Monaten erneut begutachtet werden.

Depression und Wahn

Falldarstellung

Anton M. ist ein 55-jähriger verheirateter Landwirt. Er musste wegen einer schweren depressiven Episode mit psychotischen Symptomen stationär in einer psychiatrischen Klinik aufgenommen werden. Die Einweisung erfolgte durch den Hausarzt. Der Patient wurde nach ein-

wöchiger antidepressiver Medikation im Rahmen eines Forschungsprogramms unserer diagnostischen Methode unterzogen.

Lebensgeschichte:
Anton M. sei der älteste Sohn eines Landwirtes und sei in den Salz-
burger Bergen am großen elterlichen Bauernhof mit einer schönen
Alm aufgewachsen. Er habe noch zwei Brüder und vier Schwestern.
Der Vater sei sehr streng gewesen und er habe schon früh am Hof
und auf der Alm mitarbeiten müssen. Obwohl er nur wenig zum Lernen gekommen sei, habe er die Grundschule sowie eine zweijährige
Landwirtschaftsschule ohne Klassenwiederholung absolviert. Die
Mutter sei eine gutherzige dem Vater dienende Frau gewesen und
an einem Herzleiden verstorben. Der Vater lebe noch. Mit 25 Jahren
habe er eine Bauerntochter aus dem Flachgau geheiratet, die aber
nicht mehr so dienend sei wie seine Mutter und beispielsweise mehrmals im Jahr mit ihren Freundinnen auf Reisen gehe. Aus der Ehe
stammen ein Mädchen und vier Buben. Er habe im Laufe der Jahre
die Landwirtschaft zur Blüte gebracht, sei ein lebenslustiger Mensch
gewesen und sei Mitglied bei fast allen Vereinen seines Heimatortes.
Zuletzt habe ihn allerdings der schlechte Milchpreis sehr belastet.

Krankheitsanamnese:
Was die Familienanamnese betrifft, so verfügen wir über verlässli-
che Informationen aus einer umfangreichen genetischen Studie im
Bundesland Salzburg (Pritz und Mitterauer, 1984). Im Stammbaum
über fünf Generationen kommen gehäuft Manisch-Depressive vor.
Es finden sich aber auch Alkoholiker und Wahnkranke. Selbstmorde
sind hingegen nicht aufgetreten.

   Kinderkrankheiten habe er die üblichen gehabt. Im Rahmen einer Sägeverletzung habe er zwei Finger der linken Hand verloren. Seit
einem Jahr sei ein erhöhter Blutdruck bekannt. Antihypertensivum
vom Hausarzt.

Sexualanamnese:
Heterosexuelle unauffällige Orientierung.

Suchtanamnese:
Gesellschaftstrinker, keine Alkoholabhängigkeit, Nichtraucher.

Stimmungsanamnese:
Er sei bis zuletzt ein lebensfroher, aber auch sehr zielstrebiger Mensch gewesen. Seine Frau habe öfter zu ihm gesagt: „Toni, du bist ein Dauerbrenner." In den letzten Monaten haben ihn die Probleme mit dem Milchpreis sehr belastet, er habe ja zeitweise über 100 Rinder zu versorgen und die Milch sei sein Haupteinkommen. Die Ehe verlaufe nach wie vor normal, mit den Kindern gäbe es eigentlich keine Probleme, sie seien alle brav. Er selbst sei streng religiös erzogen worden und sei daher ein gläubiger Christ. Obwohl er Frauen sehr gerne sehe, sei er bis auf einen Ausrutscher seiner Frau treu gewesen. Jetzt belaste ihn dieser Seitensprung mit einer Sennerin derart, dass er nun überzeugt sei, dass ihn Gott dafür strafe. Er sei zuletzt nur mehr im Bett gelegen, habe sinniert und nichts mehr tun können. Zum Essen habe ihn seine Frau gezwungen. Er stinke, weil er verfaulen müsse. An Selbstmord habe er bisher noch nie gedacht. „Alles ist Gottes Vorsehung".

Psychodiagnostik:
Durchschnittliche intellektuelle Ausstattung, derzeit Beeinträchtigung der Konzentration, des Gedächtnisses und der Aufmerksamkeit. Auch das psychische Tempo ist deutlich verlangsamt, die Sprache ist monoton.

Neurologische Durchuntersuchung:
Unauffällig.

Persönlichkeit:
Narzisstisch-leistungsorientiert mit sehr hohen Ansprüchen an sich selbst und an die anderen.

Hamilton-Score:
40: Schwere depressive Episode.

Akzeptanz-Verwerfungsfragebogen:
In den Relevanzbereichen der Durchsetzung und Problemlösung dominiert ein verwerfender Handlungsstil. Im kommunikativen Anspruchsniveau und in der Gefühlswelt ist der Patient hingegen auf Akzeptanz ausgerichtet. Vor allem zeigen die Items, welche auf Suizidalität hinweisen, keinen radikal-selbstverwerfenden Handlungsstil.

Salzburger Subjektive Verhaltensanalyse (Abb. 40)

Folgende Verhaltensmodalitäten kann Anton M. zeitweise nicht mehr ausüben:

Schlafen:
„Gott straft mich, er lässt mich nicht mehr schlafen, weil ich auf der Alm einmal bei der Sennerin geschlafen habe."

Aufmerksam und konzentriert sein:
„Wenn jemand mit mir redet, verstehe ich nichts, weil mein Hirn krank ist und nichts mehr funktioniert."

Essen:
„Ich traue mich nichts mehr essen, weil die Landwirtschaft zugrunde geht. Wir werden bald nichts mehr haben und arme Leute sein. Ich bin an allem schuld."

Stuhlgang:
„Wenn ich etwas essen muss, weil es mir meine Frau aufträgt, dann bleibt es im Darm stecken und verfault. Ich bin total mit faulem Zeug verstopft. Ich stinke schon so, dass mich keiner mehr anrührt und gleich wieder das Zimmer verlässt."

Sich bewegen:
„Ich liege tagelang im Bett wie in einem Sarg. Ich bin verflucht."

Frei und glücklich sein:
„Das bin ich nicht mehr, seit mich Gott bestraft."

Sich auseinandersetzen mit Menschen, Situationen und Problemen:
„Gott hat mir die Kraft dazu genommen. Früher konnte ich alle Probleme lösen."

Sich sexuell betätigen:
„Mein Glied schrumpft immer mehr, damit ich nicht mehr sündigen kann."

Proband: Anton M.
Alter: 55 Jahre, männlich

Verhaltensmodalitäten   Häufigkeitsverteilung   Erklärung

ja (1) / nein (0)

Nr.	Verhalten	zeitweise NIE	Seltener	Unver-ändert	Öfters	zeitweise STÄNDIG	1	0
1	Schlafen	x					1	
2	Erbrechen			x				
3	Aufmerksam + Konzentriert sein	x					1	
4	Gierig sein			x				
5	Schenken			x				
6	Essen	x					1	
7	Stuhldrang	x					1	
8	Sich bewegen	x					1	
9	Erstarren (sich nicht bewegen können)					x	1	
10	Angst haben					x	1	
11	Glücklich sein	x					1	
12	Sich auseinandersetzen mit Menschen, Situationen, Problemen	x					1	
13	Personen ausweichen					x	1	
14	Sich sexuell betätigen	x					1	
15	Sich geistig beschäftigen					x	1	
16	Trinken					x	1	
17	Harndrang				x			
18	Streiten	x					1	
19	Friedfertig sein	x					1	
20	Kämpferisch sein	x					1	
21	(Alles) über sich ergehen lassen					x	1	
22	Neidig sein			x				
23	Gönnen			x				
24	Arbeiten	x					1	
25	Ruhen	x					1	
26	Reden	x					1	
27	Zuhören	x					1	
28	Sich freuen	x					1	
29	Sich ärgern			x				
30	Lachen	x					1	
31	Weinen	x					1	
32	Zwischenmenschliche Kontakte pflegen	x					1	
33	Sich zurückziehen					x	1	
34	Fröhlich sein	x					1	
35	Traurig sein	x					1	

Abb. 40. SSV der depressiven Grundstörung

Streiten:

„Mit wem soll ich streiten, wenn mich alle verlassen haben und der Tod in der Tür steht?"

Friedfertig sein:

„Ich kann keinen Frieden finden, habe große Angst vor der Armut und dem Sterben."

Kämpfen:

„Gott hat mir die Kraft genommen, ich kann nicht einmal um mein eigenes Leben kämpfen."

Arbeiten:
„Ich kann seit drei Wochen überhaupt nichts mehr tun. Der Teufel hat den Hof stillgelegt, damit wir verhungern müssen."

Ruhen:
„Ich finde keine Ruhe mehr, muss alles büßen."

Reden:
„Es versteht sowieso niemand, was mit mir los ist, ich schäme mich sehr. Ich gebe nur die notwendigen Antworten, ich kann gar nichts mehr sagen."

Zuhören:
„Ich verstehe nicht mehr, was die Leute reden, weil mein Hirn sehr krank ist. Das ist die Strafe, weil ich mich immer für den Gescheitesten gehalten habe. Alle anderen waren für mich Idioten."

Sich freuen:
„Ein strafender Engel hat mir die Freude genommen."

Lachen:
„Ich darf nicht mehr lachen, weil ich die anderen auslache, was ich früher oft getan habe. Das muss ich jetzt büßen."

Weinen:
„Ich trockne immer mehr aus und habe keine Tränenflüssigkeit mehr."

Zwischenmenschliche Kontakte pflegen:
„Ich kann nicht mehr unter die Leute gehen, weil ich immer stärker stinke."

Fröhlich sein:
„Die Fröhlichkeit hat mir ein böser Engel genommen".

Traurig sein:
„Ich kann keine Trauer empfinden, das verhindert mein schwer krankes Hirn."

Folgende Verhaltensmodalitäten muss Anton M. zeitweise ständig ausführen:

Erstarren:
„Ich bin oft starr wie der zur Salzsäule erstarrte Job. Das ist die Strafe, weil ich es wie in Sodom getrieben habe."

Angst haben:
„Ich habe große Angst vor dem Sterben, weil ich dann in die Hölle komme."

Personen ausweichen:
„Ich liege im Bett und bitte meine Frau, niemanden zu mir zu lassen."

Sich geistig beschäftigen:
„Bei allem, was mit mir geschieht, sehe ich eine Strafe Gottes dahinter. Damit muss ich mich ständig beschäftigen, ich kann ja ohnehin nicht schlafen."

Trinken:
„Mein Körper trocknet immer mehr aus, die Zunge ist schon ganz runzelig. Ich habe einen Durst wie Christus am Kreuz. Ich glaube, dass ich bei lebendigem Leib verfaulen muss."

Alles über sich ergehen lassen:
„Ich muss alles hinnehmen. Wenn ich aber an die Hölle denke, habe ich große Angst und bete vergebens um Erlösung."

Sich zurückziehen:
„Das Schlafzimmer, in dem ich zuhause gelegen bin, war meine Aufbahrungshalle. Außer meiner Frau habe ich zuletzt nicht einmal mehr die Kinder zu mir gelassen."

Interpretation

Bei diesem Patienten beeindruckt zunächst die massive depressive Grundstörung. Er leidet unter 21 Extrempositionen im Sinne des Nicht-mehr-tun-Könnens. Diese schwere Störung schlägt sich auch im Hamilton-Depressions-Score (40) nieder. Was das ständige Tun-

Müssen betrifft, so ist die depressive Existenz wesentlich von Angst, Kommunikationsunfähigkeit und vor allem von der ständigen Beschäftigung mit den Wahnideen bestimmt. Dabei handelt es sich um typische Wahnideen der Depression wie Versündigungswahn, hypochondrisch-nihilistischen Wahn, Schuldwahn und Verarmungswahn.

Das Selbstverständnis in der psychotischen Depression ist jedoch differenziert zu betrachten. Wir gehen zwar prinzipiell davon aus, dass es in der Depression zu einem Verlust des Selbstverständnisses kommt, in der wahnhaften Depression ist das Selbstverständnis jedoch vorhanden, allerdings mit völligem Realitätsverlust. Anton M. ist daher absolut überzeugt, dass sein Leidenszustand eine Strafe Gottes ist, die er auf einen Ehebruch zurückführt. Es handelt sich um ein wahnhaftes Selbstverständnis, welches Argumenten Dritter völlig unzugänglich ist. Der Patient musste daher auch die zwischenmenschliche Kommunikation weitgehend abbrechen und erlebte sich todgeweiht. Das erinnert an den Mythos von Narziss und Echo.

Die Tragödie von Narziss lag nicht in einer liebenden Sehnsucht nach Berührung des anderen, sondern in einer vollkommenen Selbstberührung. Diese vergeblichen Versuche nach Selbstberührung haben zur wahnhaften Fehlinterpretation geführt, dass sein Spiegelbild auch körperlich existiert. Eine Berührung von Echo war überhaupt kein Thema, die Existenz der Nymphe wurde daher verworfen. In einem Gespräch mit der Ehefrau von Anton M. war zu erfahren, dass sie seit dem Beginn ihres Klimakteriums überhaupt kein sexuelles Bedürfnis mehr hat, was ihr Mann zwar akzeptiert, aber auch sehr darunter gelitten habe. Er habe seither auch vermehrt Alkohol getrunken. Hier könnten psychodynamische Wurzeln für das Verhalten des Patienten in der psychotischen Depression liegen.

Gleich Narziss ist er überzeugt, dass seine Kräfte schwinden, die Körperorgane immer weniger funktionieren und stinken. Mit einem Stinkenden vermeidet man den Kontakt, geschweige denn eine Berührung. Auf diese Weise kann Anton M. weitgehend in seiner Wahnwelt verharren. „Er hat mich in keiner Weise mehr an sich herangelassen, es gab für mich keine Möglichkeit mehr, ihm irgendwie zu helfen, obwohl ich meinen Mann sehr liebe", so die Ehefrau in einem Gespräch. Man könnte auch sagen, sie wurde von ihrem schwer depressiv-wahnhaften Mann in die Rolle von Echo gedrängt.

Welche biologischen Mechanismen könnten aber dafür verantwortlich sein, dass eine depressive Grundstörung mit einer wahnhaften Fehlinterpretation der Realität einhergeht? Wie im Kapitel
„Konzeption der depressiven Grundstörung" bereits ausführlich dargelegt, beruht die depressive Grundstörung wesentlich darauf, dass
ein Überschuss an Rezeptoren an den Astrozyten dazu führt, dass zu
wenig Neurotransmitter für deren Besetzung vorhanden sind. Auf
diese Weise verzögert sich die synaptische Informationsübertragung,
da die Gliotransmitter verzögert produziert werden und daher auch
deren Besetzung der präsynaptischen Rezeptoren und die damit einhergehende Unterbrechung des synaptischen Informationsflusses
verzögert sind. Diese Verlangsamung der synaptischen Informationsübertragung bewirkt wiederum, dass die Entscheidungsprozesse
in der retikulären Formation des Hirnstamms nicht umweltbezogen
erfolgen können, sondern dass sich die natürliche Verhaltenspalette
extrem im Sinne des Nicht-tun-Könnens und des ständigen Tun-
Müssens verschiebt.

Der auf diesem synaptischen Mechanismus beruhende Wahn
entsteht nur dann, wenn der Überschuss an astrozytären Rezeptoren derart hoch ist, dass es zu einer extremen Verzögerung der synaptischen Informationsübertragung kommt. Die Neurotransmission
selbst „tröpfelt" gleichsam durch den synaptischen Spalt und besetzt
die postsynaptischen Rezeptoren, wobei die Unterbrechung der Informationsübertragung durch die Gliotransmitter nicht mehr wirksam ist. Wenn die Glia ihre raum-zeitliche grenzensetzende Funktion (Mitterauer, 1998) verliert, kommt es zu einer Generalisierung
der Hirnfunktionen, was Wahn bedeutet (Mitterauer, 2003c). Hier
handelt es sich um einen für die Depression spezifischen Wahn pro-
duzierenden Mechanismus.

Der schizophrene Wahn entsteht zwar auch durch einen unun-
terbrochenen synaptischen Informationsfluss, womit ebenfalls eine
Generalisierung der Hirnfunktionen einhergeht, die synaptische
Störung besteht jedoch in funktionsunfähigen astrozytären Rezepto-
ren, sodass es überhaupt zu keiner Unterbrechung des synaptischen
Informationsflusses kommt (Mitterauer, 2005).

Was den depressiven Wahn betrifft, so dürfte vor allem in der
präfrontalen Hirnrinde, wo die höheren Hirnfunktionen verarbeitet
werden, ein extrem hoher Überschuss an astrozytären Rezeptoren
bestehen.

Absolutes Selbstverständnis in der Manie

Falldarstellung

Dr. Alexander S. ist ein 36-jähriger geschiedener Labormediziner. Zum Zeitpunkt unserer Untersuchung befand er sich wegen einer manischen Episode auf der Akutstation einer psychiatrischen Klinik.

Lebensgeschichte:
Er sei als Sohn eines Zahnarztes und einer Hausfrau in der Steiermark geboren und in intakten familiären Verhältnissen aufgewachsen. Er habe noch eine ältere Schwester, die mit einem Chirurgen unglücklich verheiratet sei. Der Vater sei ein ewiger Junggeselle gewesen und habe mit der Familie nur auf wiederholtes Drängen der Mutter etwas unternommen. In der Freizeit habe sich der Vater fast ausschließlich mit dem Segelfliegen beschäftigt. Die Mutter habe sich gegenteilig verhalten und sei auf den Kindern gesessen. „Sie hat mich als Kind ‚Königlein' genannt." Ich sollte etwas ganz Besonderes werden. Er habe sie aber im Erwachsenenalter immer wieder enttäuscht. Anstatt Hochschulprofessor sei er nur Labormediziner geworden und habe keine Tochter aus der guten Gesellschaft geheiratet. Der Vater seiner Frau sei nur ein kleiner Gemeindebeamter. Nach Abschluss des Studiums habe er geheiratet, die Frau habe ihm bereits in den ersten fünf Ehejahren eine Tochter und zwei Söhne geschenkt. Sie habe immer mehr dem Hausfrauensuff gefrönt, er sei depressiv geworden, sodass die Ehe vor drei Jahren geschieden worden sei. Sie habe wieder einen Lebensgefährten, den die Kinder hassen. Er lebe noch immer alleine, gehe normalerweise seiner Arbeit in einem medizinischen Labor nach und verbringe die Freizeit mit Sport.

Krankheitsanamnese:
Eine Tante mütterlicherseits sei depressiv. Kinderkrankheiten seien ihm keine erinnerlich. Mehrere Sportverletzungen (Achillessehnenriss, Schiunfall mit kurzer Bewusstlosigkeit, Muskelzerrungen etc.). Sonst sei er körperlich immer gesund gewesen.

Sexualanamnese:
Pubertät mit 14 Jahren, heterosexuelle Orientierung.

Suchtanamnese:
Absolute Alkohol- und Nikotinabstinenz, kein Drogenkonsum.

Stimmungsanamnese:
In der Kindheit und Jugend sei er eher ernst und ehrgeizig gewesen. Während des Medizinstudiums sei er im Rahmen des Prüfungsstresses (er habe bis dahin sehr schnell studiert) in eine depressive Episode geraten. Ein stationärer Aufenthalt sei nicht notwendig gewesen, da er auf die Medikation innerhalb von vier Wochen derart gut angesprochen habe, dass er etwa nach zwei Monaten das Studium wieder aufnehmen konnte. Privat und im Beruf habe alles gut geklappt. Die Ehe sei jedoch zunehmend zu einer Katastrophe geworden, da die Frau getrunken und die Kinder zunehmend vernachlässigt habe. Sie habe ihm für diese Misere die Schuld gegeben. Dann sei ihm alles zu viel geworden und er sei in eine schwere Depression gefallen, die in der Klinik stationär behandelt werden musste (Bemerkung: Von dieser Aufnahme stammen unsere anamnestischen Informationen).

Vor drei Wochen ist der Vater von Dr. Alexander S. unerwartet verstorben. Die Angehörigen berichten Folgendes: Er habe zunächst wie ein Kind geweint und sei tief traurig gewesen. Beim Begräbnis des Vaters habe ihn plötzlich „der Teufel geritten". Er habe mitten unter der Zeremonie zu singen angefangen, beispielsweise das Lied „Mein Vater war ein Wandersmann" und habe dabei auch getanzt. Der Schwager habe ihn mit Mühe aus dieser Situation entfernt und er sei mit der Rettung in die Klinik gebracht worden. Alexander habe sich weitersingend diese Maßnahme jedoch mehr oder weniger gefallen lassen. Gott sei Dank sei die Beerdigung des Vaters nur im engen Familienkreis erfolgt, sonst hätte es in der Öffentlichkeit einen Skandal gegeben.

Psychodiagnostik (aus der Krankengeschichte):
Überdurchschnittliche intellektuelle Ausstattung, normalerweise keine Hirnleistungsschwäche.

Persönlichkeit:
Erhöht selbstbezogen im Sinne des Narzissmus, seelisch verletzbar. Die Neigung zu Entscheidungskonflikten dürfte aus den nicht bewältigten hohen Erwartungen der Mutter an seine Persönlichkeit resultieren.

Neurologische Durchuntersuchung:
Unauffällig.

Salzburger Subjektive Verhaltensanalyse (Abb. 41)

Vorbemerkung:
Da sich Dr. Alexander S. zum Zeitpunkt unserer Verhaltensanalyse
noch in einem manischen Zustand befand, beruht die Verhaltensanalyse nicht nur auf der Befragung des Patienten, sondern auch auf
der klinischen Verhaltensbeobachtung. Wegen der typischen Getrie-
benheit und Ideenflucht waren für die Verhaltensanalyse mehrere
Befragungszeitpunkte erforderlich.

Folgende Verhaltensmodalitäten kann der Patient zeitweise nicht
mehr ausüben:

Schlafen:
„Brauche ich nicht."

Gierig sein:
„Habe alles."

Erstarren:
„So ein Blödsinn, was soll das."

Angst haben:
„Angst, ha, kenne ich nicht, bin kein Hasenfuß."

Personen ausweichen:
„Ich weiche keinem aus, das wissen alle Leute."

Streiten:
„Keiner traut sich mit mir streiten, das brauche ich nicht."

Kämpfen:
„Ich habe schon alle Schlachten gewonnen."

Alles über sich ergehen lassen:
„Dumme Frage, alle richten sich nach mir."

Proband: Alexander S.
Alter: 36 Jahre, männlich

totales Selbstverständnis

Verhaltensmodalitäten   Häufigkeitsverteilung   Erklärung

ja (1) / nein (0)

Nr.	Verhalten	zeitweise NIE	Seltener	Unver-ändert	Öfters	zeitweise STÄNDIG	1	0
1	Schlafen	x					1	
2	Erbrechen			x				
3	Aufmerksam + Konzentriert sein					x	1	
4	Gierig sein	x					1	
5	Schenken					x	1	
6	Essen		x					
7	Stuhldrang			x				
8	Sich bewegen					x	1	
9	Erstarren (sich nicht bewegen können)	x					1	
10	Angst haben	x					1	
11	Glücklich sein					x	1	
12	Sich auseinandersetzen mit Menschen, Situationen, Problemen					x	1	
13	Personen ausweichen	x					1	
14	Sich sexuell betätigen					x	1	
15	Sich geistig beschäftigen					x	1	
16	Trinken					x	1	
17	Harndrang			x				
18	Streiten	x					1	
19	Friedfertig sein					x	1	
20	Kämpferisch sein	x					1	
21	(Alles) über sich ergehen lassen	x					1	
22	Neidig sein	x					1	
23	Gönnen					x	1	
24	Arbeiten	x					1	
25	Ruhen	x					1	
26	Reden					x	1	
27	Zuhören		x					
28	Sich freuen					x	1	
29	Sich ärgern	x					1	
30	Lachen					x	1	
31	Weinen	x					1	
32	Zwischenmenschliche Kontakte pflegen					x	1	
33	Sich zurückziehen	x					1	
34	Fröhlich sein					x	1	
35	Traurig sein	x					1	

Abb. 41. SSV der depressiven Grundstörung

Neidig sein:

„Bin steinreich, besitze die ganze Schweiz, der Neid rührt mich nicht an."

Arbeiten:

„Bin reich, brauche nicht arbeiten, heile die Menschen automatisch."

Ruhen:

„Das machen die toten Idioten."

Sich ärgern:

„Das kenne ich nicht, wieder so ein Blödsinn."

Weinen:
„Weinen, ja herumstreunen, das tun die Sandlerkinder, nicht ich."

Sich zurückziehen:
„Wohin soll ich mich zurückziehen? Lieber ausziehen und vögeln."

Traurig sein:
„Die Kollegen haben mir schon zweimal eine Depression eingere-
det. Ich hatte aber sogar beim Begräbnis meines Alten einen Riesen-
spaß."

Folgende Verhaltensmodalitäten muss Dr. Alexander S. zeitweise
ständig ausüben:

Aufmerksam und konzentriert sein:
„Mir entgeht nichts."

Schenken:
„Bin sehr sehr reich, lade immer alle ein, mir geht das Geld nicht
aus."

Sich bewegen:
„Bin Tag und Nacht unterwegs, superfit. Wenn ich nicht sofort aus
diesem Kuckucksnest herauskomme, beame ich mich in meine
Schweiz."

Frei und glücklich sein:
„Das bin ich immer."

Sich auseinandersetzen mit Menschen, Situationen und Problemen:
„Ich lasse alle nach meiner Pfeife tanzen, das funktioniert wie bei
einem Teufelgott."

Sich sexuell betätigen:
„Ich bin ein Dauergeiler, alle Frauen stehen auf mich."

Sich geistig beschäftigen:
„Ich habe ein Superhirn, weiß sofort, was los ist."

Trinken:
„Wenn ich will, saufe ich alle unter den Tisch. Bin der Saufriese Perkeo".

Friedfertig sein:
„Bin der große Friedensbringer, das wissen alle."

Gönnen:
„Der ganzen Welt geht es optimal, weil ich mit meiner Schweiz dafür sorge."

Reden:
„Ich muss dauernd predigen, dass sich alle Leute auskennen."

Sich freuen:
„Mein Leben ist ein ewiges Oktoberfest."

Lachen:
„Ich bin der lachende Prophet der Universalmedizin."

Zwischenmenschliche Kontakte pflegen:
„Alle gehen mir zu und stehen total auf mich."

Fröhlich sein:
„Ich bin der Doktor der fröhlichen Wissenschaft."

Interpretation

Abb 41 beeindruckt durch eine manische Verschiebung der Verhaltenspalette dieses Patienten. Dabei werden 15 Verhaltensmodalitäten zeitweise nie ausgeführt und 15 Verhaltensmodalitäten treten ständig auf. Nur fünf Verhaltensmodalitäten sind unverändert oder leicht verändert. Überlegt man sich, dass theoretisch alle Extrempositionen im Sinne einer Verhaltenspersistenz auch in der Depression zum Tragen kommen können, so stellt sich die entscheidende Frage, wo der grundlegende Unterschied zur Manie liegen könnte.

Rein phänomenologisch besteht bei den extremen Verhaltensauslenkungen von Depression und Manie kein prinzipieller Unterschied, wenngleich typische manische Verhaltensmodalitäten wie sich freuen, fröhlich sein, lachen und Angstlosigkeit in der Depression viel seltener auftreten oder nur ein theoretisches Konstrukt sind. Der wesentliche Unterschied dürfte darin liegen, dass der Depressive trotz mehrerer unzureichender Erklärungsversuche für sein abnormes Verhalten sein Selbstverständnis verloren hat, der Maniker hingegen sein Verhalten aus seinem Größenselbst heraus erklärt, was absolutes Selbstverständnis bedeutet. Mit anderen Worten: Depressive Patienten verfügen zwar nach wie vor über die Fähigkeit, ihre Verhaltensveränderungen realitätsbezogen zu interpretieren, sie finden jedoch meist keinen überzeugenden kausalen Zusammenhang. Die allwissenden Erklärungsmodelle manischer Patienten sind hingegen kaum realitätsbezogen, sodass diese kognitive Unfähigkeit eine absolute Gültigkeit der subjektiven Erklärungsmodelle des Verhaltens bedeutet, womit ein absolutes Selbstverständnis im Sinne des Größenwahns einhergeht.

Wenn wir das subjektive Erleben der depressiven Grundstörung als Nicht-tun-Können und als Tun-Müssen beschrieben haben, dann resultiert daraus ein Ausgeliefertsein in die Störung, womit ein Ohnmachtsgefühl verbunden ist. Der Maniker erlebt hingegen die Extrempositionen seines Verhaltens nicht als Störung, sondern als ein Alles-Können. Da dabei jedoch die Beziehung zur Wirklichkeit nicht hergestellt werden kann, handelt es sich um eine Pseudoomnipotenz (Mitterauer, 2006b). Was beim Depressiven als ein Tun-Müssen erlebt wird, ist beim Maniker ein Tun-Können. Hingegen bedeutet das Nicht-tun-Können des Depressiven in der Manie, dass es Handlungen sind, die im Größenselbst nicht erforderlich sind oder nicht zum Größenselbst passen. Die Interpretationen von Dr. Alexander S. sind ein eindrucksvolles Beispiel, dass sie wesentlich aus dem manischen Größenselbst kommen. Hier geht es aber auch um differentialdiagnostische Kriterien, die für die Diagnose von manisch-depressiven Mischzuständen von Bedeutung sein dürften.

Hollender und Goldin (1978) haben den Begriff der „funeral mania" geprägt. Dabei handelt es sich um eine manische Episode, die innerhalb einer Woche nach einem Todesfall einer nahe stehenden Person auftritt. Dies war offensichtlich auch bei Dr. Alexander S. der Fall. Ob ein eigengesetzlicher biologisch determinierter Krankheitsverlauf mit dem Tod des Vaters zusammengetroffen ist oder ob der Tod ein eine emotionale Manie auslösendes Trauma war, ist unentscheidbar. Es ist aber nahe liegend, dass beide Komponenten zusammengespielt haben. Ranga et al (1984) berichten von drei Fällen einer „funeral mania" und folgern, dass diese Spielart der Manie häufiger auftreten dürfte, als sie als solche erkannt wird.

Wenngleich sich die vorliegende Monographie ausschließlich mit einem psychobiologischen Modell der Depression befasst, sollte dennoch das synaptische Modell, welches für die manische Grundstörung verantwortlich sein könnte, kurz dargelegt werden. Wir gehen auch hier von einer tripartiten Synapse aus. Der entscheidende Unterschied zur depressivogenen „hyperintentionalen" Synapse besteht nun darin, dass die astrozytären Rezeptoren in der Manie vermindert sind, was „Hypointentionalität" bedeutet.

Wie aus Abb. 42 zu ersehen ist, ist die Anzahl der glialen Rezeptoren (glR) im Vergleich zu den prä- und postsynaptischen Rezeptoren (prR; poR) vermindert. Es kommt daher zu einer Überbesetzung der glialen Rezeptoren durch Neurotransmitter (NT), sodass die Gliotransmitter (GT) überaktiviert werden (→). Diese Überaktivierung

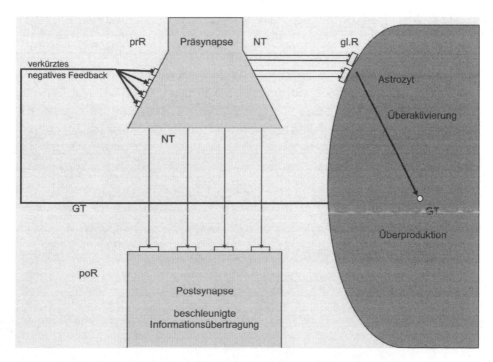

Abb. 42. „Hypointentionale" tripartite Synapse, welche die Manie verursachen dürfte

gl. R: gliale Rezeptoren; GT: Gliotransmitter; NT: Neurotransmitter; PoR: postsynaptische Rezeptoren; prR: präsynaptische Rezeptoren

führt zu einer zu raschen Besetzung der präsynaptischen Rezeptoren (prR), womit eine Verkürzung des negativen Feedbacks einhergeht. Die an und für sich ungestörte Besetzung der postsynaptischen Rezeptoren (poR) durch Neurotransmitter (NT) wird daher vorschnell unterbrochen, sodass die synaptische Informationsübertragung ständig verkürzt wird und „bruchstückhaft" funktioniert. Dieser Mechanismus kann typische manische Symptome wie Ideenflucht, Ablenkbarkeit, schwere Biorhythmusstörungen (Schlaflosigkeit etc.) sowie Hyperaktivität erklären.

Aus psychologischer Sicht sind manische Patienten absolut überzeugt, dass jeder Gedanke oder jede Idee sofort machbar ist. Mit anderen Worten: Diese Patienten haben keinerlei Probleme, ihre Intentionen zu realisieren, was eigentlich Hypointentionalität bedeutet. Da sie alles, was sie denken und tun, als möglich und passend erleben, kommt es zur völligen Selbstüberschätzung bis hin zum Größenwahn.

Das variationsreiche motorische, kognitive und emotionale Verhalten manischer Patienten hängt davon ab, in welchen Transmittersystemen des Gehirns die synaptische Informationsübertragung auf die beschriebene Weise gestört ist. Diese Überlegungen wiederum legen nahe, dass manisch-depressive Mischzustände dann entstehen, wenn in bestimmten synaptischen Systemen eine „Hypointentionalität" besteht und gleichzeitig andere synaptische Systeme „hyperintentional" operieren.

Schlussbetrachtungen

Das vorliegende psychobiologische Modell der Depression ermöglicht eine Erweiterung der derzeitigen statistisch basierten Depressionsdiagnostik und berücksichtigt die hoch individuellen Störungsbilder depressiver Patienten. Wie an Einzelfalldarstellungen demonstriert wurde, können Extrempositionen von Verhaltensmodalitäten mit dranghaftem Charakter (ständiges Tun-Müssen) Symptome einer depressiven Grundstörung sein. Diese werden oft fälschlicherweise als „Süchte" (Kaufsucht, Fresssucht, Schokoladensucht, Arbeitssucht etc.) diagnostiziert und allenfalls als komorbide Störung in der Depression klassifiziert.

Wenngleich gastrointestinale und urogenitale Symptome in der Depressionsdiagnostik, beispielsweise in der Hamilton Depressionsskala, berücksichtigt sind, werden diese oft als psychosomatische Phänomene verkannt und nicht eindeutig der Depression zugeordnet, können jedoch in der Salzburger Subjektiven Verhaltensanalyse als depressive Symptome beschrieben und interpretiert werden.

Wenn wir von einer narzisstischen Hyperintentionalität als entscheidende psychische Störung ausgehen, so kann gezeigt werden, dass die Depression erst dann entsteht, wenn auch die Synapsen des Gehirns hyperintentional operieren. Wir können daher im wirklichen Sinne des Wortes von einem **psycho-biologischen** Modell der Depression ausgehen. Die biologische Hypothese, dass ein Überschuss an astrozytären Rezeptoren für die verzögerte synaptische Informationsverarbeitung verantwortlich ist, kann zunächst an postmortalen Gehirnen der Patienten überprüft werden, was ehestmöglich geschehen sollte.

Abgesehen von schweren Depressionen mit psychotischen Symptomen zeigt sich in unserer schematischen Analyse von Patienten mit mittelschwerer depressiver Episode keine erhebliche kognitive Störung, was deren Fähigkeit der Symptombeschreibung und Erklärung betrifft. Wenn die Extrempositionen dem Patienten bewusst sind, kann der Patient mitunter einen subjektiven sozialen Kontext zur jeweiligen Verhaltensstörung herstellen. Dass die Inhalte typischerweise negativen Charakter haben, ist aus logisch-syntaktischer Perspektive keine kognitive Störung im Sinne einer Denkstörung. Depressive Patienten stehen jedoch ratlos der extremen Verschiebung ihrer gewohnten (ungestörten) Verhaltenspalette gegenüber. Dieses zeitweise ohnmächtige Nicht-tun-Können oder dranghafte Tun-Müssen ist eigentlich eine schwere Handlungsstörung, die dem Patienten unverständlich ist. Da wir normalerweise unser Selbstverständnis aus Intentionen, die wir in Handlungen und Produkten verwirklichen können, entnehmen, ist es gerade die Nichtmachbarkeit der Hyperintentionalität, welche den Verlust des Selbstverständnisses verursacht. Mit anderen Worten: Der Verlust des Selbstverständnisses in der depressiven Grundstörung resultiert wesentlich aus der Handlungsstörung und stellt keine typische kognitive Störung dar.

Trotz der berichteten Erfolge der kognitiven Ansätze von Psychotherapien der Depression, sollte die von uns entwickelte Handlungstherapie, insbesondere bei schweren Depressionen, berücksichtigt werden.

Geht man von biologischen Hypothesen aus, die bei der Depression eine Imbalanz bzw. einen Mangel von Neurotransmittern in den verschiedenen Synapsentypen annehmen, so sind diese Erklärungsmodelle nicht ausreichend, warum dadurch ein depressives Verhalten entsteht. Bei diversen Erkrankungen des Gehirns, wie beispielsweise bei der Parkinson-Erkrankung, besteht ebenfalls ein Mangel an Neurotransmittern in den einschlägigen Synapsen, aber mit diesem Neurotransmittermangel geht nicht notwendigerweise eine Depression einher. Eine Depression dürfte nur dann entstehen, wenn auch die gliale Komponente der Synapse gestört ist, indem ein gleichzeitiger Überschuss astrozytärer Rezeptoren besteht.

In einer Aufsehen erregenden Studie haben Kirsch et al (2008) festgestellt, dass die modernen Antidepressiva auf die meisten Patienten mit einer mittelschweren depressiven Episode keinen signifikanten Effekt im Vergleich zu Placebo haben. Dieses Ergebnis widerspricht zwar auf dem ersten Blick der klinischen Erfahrung, ist jedoch differenziert zu reflektieren. Geht man von unserem synaptischen Modell aus, so spielt die gliale Komponente eine entscheidende Rolle. Ist der Überschuss astrozytärer Rezeptoren nicht sehr ausgeprägt, so kann eine Anreicherung von Neurotransmittern im synaptischen Spalt durch Antidepressiva wieder zur Balanzierung der synaptischen Informationsübertragung führen, was sich dann auf der Verhaltensebene als Aufhellung der Depression bis hin zur Normalisierung der Stimmungslage zeigt. Besteht jedoch eine ausgeprägte depressive Grundstörung, die durch einen sehr hohen Überschuss von astrozytären Rezeptoren entstanden ist, so können die Antidepressiva keine ausreichende Anreicherung von Neurotransmittern bewirken, sodass die Depression entweder weiter besteht oder eine Spontanremission dadurch auftritt, dass sich die astrozytären Rezeptoren wieder normalisieren.

Sollte die Hypothese des Überschusses astrozytärer Rezeptoren in bestimmten Gehirnregionen depressiver Menschen verifiziert werden, so wird eine mögliche biologische Behandlung darin bestehen, dass neben den derzeitigen antidepressiven Wirkungsmechanismen zusätzlich Substanzen zur Blockierung überschüssiger astrozytärer Rezeptoren entwickelt werden. Dieser Behandlungsansatz könnte vor allem bei chronischen, bisher therapieresistenten Depressionen erfolgreich sein.

Ich habe über viele Monate einen Patienten behandelt, dessen Depression therapieresistent war, obwohl alle gängigen Behandlungsmethoden ausgeschöpft wurden. Zuletzt war wegen der Schwere der suizidalen Depression ein Klinikaufenthalt erforderlich. Dort ist er zusätzlich an einer Viruspneumonie erkrankt. Als die Pneumonie abgeklungen ist, war plötzlich auch die Depression für einige Monate voll remittiert. Diese Beobachtung hat mich zur Hypothese geführt, dass die Virusinfektion ein „gene silencing" bewirkt hat, indem kurze RNA-Abschnitte (RNA interference), die für die Depression verantwortlichen Genmutationen stillgelegt haben (Mitterauer, 2004c). Ein derartiges gene silencing könnte daher bei therapieresistenten Depressionen als Behandlungsmethode eingesetzt werden. So könnte man synthetische RNA-Abschnitte zur Stilllegung jener Gene einführen, welche den Überschuss an astrozytären Rezeptoren bewirken. Die Entwicklung einer gezielten Behandlungsmethode ist zwar schwierig, aber nicht unmöglich.

Die bekannten geschlechtsspezifischen Unterschiede bei Depression und Suizidalität haben zum Konzept der „männlichen Depression" (Möller-Leimkühler, 2008) geführt. Auch in unserem Untersuchungsmaterial zeigt sich, dass bei Männern der Hamiltonscore signifikant niedriger ist als bei Frauen, die Häufigkeit von Extrempositionen hingegen bei Männern signifikant höher ist. Wenn man fernerhin berücksichtigt, dass depressive Männer häufiger Suizide als Frauen begehen, dann ist das derzeitige Konzept der männlichen Depression unbefriedigend.

Hier könnte man als umfassenderes Erklärungsmodell das Konzept der depressiven Grundstörung anbieten, in welchem eine Akzeptanzdepression von einer Verwerfungsdepression unterschieden wird. Dabei kann sowohl bei Frauen als auch bei Männern in bestimmten Wirklichkeitsbereichen des Verhaltens ein akzeptierender und ein verwerfender Handlungsstil bestehen. So gesehen kann man eigentlich nicht generell von depressiven Frauen und depressiven Männern sprechen, wie es die Genderforschung immer noch tut, sondern man müsste in jedem Einzelfall differenzieren, in welchen Wirklichkeitsbereichen sich eine depressive Frau weiblich und in welchen sie sich männlich verhält. Dasselbe gilt für depressive Männer.

Wenn man nun dem weiblichen Handlungsstil die Akzeptanz zuordnet und den männlichen Handlungsstil mit Verwerfung charakterisiert (Mitterauer, 2004b), dann umfasst die Differentialdiagnose zwischen Akzeptanzdepression und Verwerfungsdepression auch die geschlechtsspezifischen Unterschiede bei Depression und Suizidalität.

Diese begriffliche, theoretisch und klinisch gut fundierte Unterscheidung stellt den einzelnen Patienten mit seinem individuellen Störungsbild wieder in den Brennpunkt, unabhängig davon, ob es sich phänomenologisch um eine Frau oder einen Mann handelt.

Jedenfalls sind in unserem Untersuchungsmaterial Symptome der „männlichen Depression" wie Ärgerattacken auch bei Frauen diagnostizierbar, was dann als männliches Verhalten einer Frau zu qualifizieren ist. Denn auch aus biologischer Sicht ist der Mensch bisexuell angelegt (Pritz und Mitterauer, 1980).

An das Ende des Textes gekommen, stellt sich noch die Herausforderung, ob wir beschreiben können, was eine depressive Grundstörung ist, von der wir bei der Beobachtung unserer Patienten ausgehen. Wenn Menschen, die normalerweise psychobiologisch gut ausgestattet und sogar begabt und zielstrebig sind, in einen Zustand der Hyperintentionalität geraten, in welchem das Zuvielwollen nicht mehr machbar ist und sich diese Hyperintentionalität auch in den

Synapsen niederschlägt, dann entsteht ein sinnloses, ohnmächtiges und dranghaftes Verhalten, sodass das Selbstverständnis verloren geht. Dieser Zustand ist vergleichbar einem Herabstürzen vom Thron strahlender Größe in die Dunkelheit des drohenden Untergangs, dem man hilflos ausgeliefert ist. Eine solche Stimmung kann man zwar als Depression bezeichnen, der treffendere Ausdruck ist jedoch **Kataphorie** (griechisch kathaphoreo = herabstürzen, untergehen).

Da ich in meiner Theorie der Subjektivität vom Prinzip der Machbarkeit subjektiver Intentionen ausgehe, liegt prinzipiell allen Störungen die Nichtmachbarkeit von Intentionen zugrunde. Was meine Studien zur Psychopathologie betrifft, spreche ich daher von einer **architektonischen Psychopathologie** (Mitterauer, 2008b). Das psychobiologische Modell der Depression ist eine weitere Etappe auf einem unbeendbaren Forschungsweg.

Literatur

Abramson LY, Seligman ME, Teasdale JD (1978) Learned helplessness in humans: critique and reformulation. J Abnorm Psychol 87: 49–74

Akiskal HS (1995) Mood disorders: introduction and overview. In: Kaplan HJ, Sadock BJ (eds) Comprehensive textbook of psychiatry. Baltimore, Williams and Wilkins, pp 1067–79

Akiskal HS, Benazzi F (2008) Continuous distribution of atypical depressive symptoms between major depressive and bipolar II disorders: dose-response relationship with bipolar family history. Psychopathology 41: 39–42

Akiskal HS, McKinney WT (1975) Overview of recent research in depression: Integration of ten conceptual models into a comprehensive clinical frame. Arch Gen Psychiatry 32: 285–305

Allis CD, Jenuwein T, Reinberg D (2007) Epigenetics. Cold Spring Harbor Laboratory Press, Cold Spring Harbor

American Psychiatric Association (1994) Diagnostic and statistic manual of mental disorders. American Psychiatric Association, Washington DC

Aziz S, Zickar MJ (2006) A cluster analysis investigation of workaholism as a syndrome. Journal of Occupational Health Psychology 11: 52–62

Baldwin DS, Birtwistle J (2002) An atlas of depression. The Parthenon Publishing Group, Boca Raton

Beck AT (1963) Thinking and depression. I. Idiosyncratic content and cognitive distortions. Arch Gen Psychiatry 14: 324–333

Beck AT (1964) Thinking and depression. II. Theory and therapy. Arch Gen Psychiatry 10: 561–571

Beck AT, Rush AJ, Shaw BF, Emery G (1979) Cognitive therapy of depression. Guilford Press, New York

Berger R (2003) Intrapersonale Konflikte bei Depressiven. Dissertation an der Fakultät für Verhaltens- und Empirische Kulturwissenschaften, Ruprecht-Karls-Universität Heidelberg

Bibring E (1953) The mechanism of depression. In: Greenacre P (ed) Affective disorders. Int University Press, New York, pp 13–28

Brakemeier EL, Normann C, Berger M (2008) Die Ätiopathogenese der unipolaren Depression. Neurobiologische und psychosoziale Faktoren. Bundesgesundheitsblatt-Gesundheitsforschung-Gesundheitsschutz, Springer Medizin Verlag, S: 379–391

Brown GW, Harris (1978) Social origins of depression. Free Press Tavistock, London

Bunney WE, Bunney BG (2000) Molecular clock genes in man and lower animals: possible implications for circadian abnormalities in depression. Neuropsychopharmacology 22: 335–345

Clark DA, Beck AT, Alford BA (1999) Scientific foundations of cognitive theory and therapy of depression. Wiley and Sons, New York

Dantzer R, O'Connor JC, Freund GG et al (2008) From inflammation to sickness and depression: when the immune system subjugates the brain. Nat Rev Neurosci 9: 46–56

Derveaux R (2002) Melancholie im Kontext der Postmoderne. Wissenschaftlicher Verlag, Berlin

Desan PH, Oren DA, Malison R, Price LH et al (2000) Genetic polymorphism at the CLOCK gene locus and major depression. Am J Med Genet 96: 418–421

Dilling H, Mombour W, Schmidt MH (1993) Internationale Klassifikation psychischer Störungen (ICD-10) Huber, Bern

Duffy JF, Rimmer DW, Czeisler CA (2001) Association of intrinsic circadian period with morningness-eveningness, usual wake time, and circadian phase. Behav Neurosci 115: 895–899

Ferster C B (1973) A functional analysis of depression. Am Psychol 28: 857–870

Förster H von (1993) Wissen und Gewissen. Suhrkamp, Frankfurt

Freud S (1917) Trauer und Melancholie In: Gesammelte Werke, Bd X. S Fischer, Frankfurt

Giles DE, Shaw BF (1987) Beck's cognitive theory of depression; convergence of constructs. Comp Psychiatry 28: 416–427

Greil W, Horvath A, Sassim N, Erazo N et al (2001) Disinhibition of libido: an adverse effect of SSRI? J Affect Disord 62: 225–228

Griebnitz E (1997) Differentialdiagnose der sogenannten Kleptomanie. Neuropsychiatrie 11: 18–22

Günther G (1962) Cybernetic ontology and transjunctional operations. In: Yovits MC, Jacobi GT, Goldstein GD (eds) Self-organizing systems. Spartan Books, Washington, pp 313–392

Günther G (1967) Time, timeless logic and selfreferential systems. Ann NY Acad Sci 138: 396–406

Günther G (1973) Life as Poly-Contexturality. In: Fahrenbach H. (Hrg.) Wirklichkeit und Reflexion. Neske, Pfullingen S 187–210

Günther G (1974) Das Janusgesicht der Dialektik. In: Beyer WR (Hrg) Hegel-Jahrbuch 1974. Westdeutscher Verlag, Köln Opladen, S 89–117

Heidegger M (1959) Unterwegs zur Sprache. Neske, Pfullingen

Heinrich von Gent (1518) Quodlibeta. Fol XXXIVr, Paris

Helbig H (2008) Wissensverarbeitung und die Semantik der natürlichen Sprache. Springer, Berlin

Hetherington MM, MacDiarmid JI (1993) „Chocolate addiction": a preliminary study of its description and its relationship to problem eating. Appetite 21: 233–246

Hinz L, Williamson D (1987) Bulimia and depression: a review of the affective variant hypothesis. Psychological Bulletin 102: 150–158

Hollender MH, Goldin ML (1978) Funeral mania. J Nerv Ment Dis 166: 890–892

Howes OD (2006) Compulsions in depression: stalking by text message. Am J Psychiatry 163: 1642

Iberall AS, McCulloch WS (1969) The organizing principle of complex living systems. Transactions of the ASME 6: 290–294

Johansson C, Willeit M, Smedh C, Ekholm J et al (2003) Circadian clock-related polymorphisms in seasonal affective disorder and their relevance to diurnal preference. Neuropsychopharmacology 28: 734–739

Jones S (2004) Psychotherapy of bipolar disorder: a review. J Affect Disord 80: 101–114

Kaehr R (1978) Materialien zur Formalisierung der dialektischen Logik und Morphogrammatik. In: Günther G (Hrg) Idee und Grundriss einer nicht-Aristotelischen Logik. Meiner, Hamburg, S 1–117

Kernberg OF (1975) Zur Behandlung narzisstischer Persönlichkeitsstörungen. Psyche 29: 890–905

Kielholz P (1968) Vorwort. In: Pöldinger W (Hrg). Die Abschätzung der Suizidalität. Huber, Bern

Kielholz P (1971) Diagnose und Therapie der Depression für den Praktiker. Lehmanns, München

Kilmer WL, McCulloch WS, Blum J (1969) A model of the vertebrate central command system. Int J Man-Machine Studies 1: 279–309

Kirsch I, Brett JD, Huedo-Medina TB, Scoboria A et al (2008) Initial severity and antidepressant benefits: a meta-analysis of data submitted to the food and drug administration. PLOS Medicine 5: 026–0268

Klein M (1948) Mourning and its relation to manic-depressive states. In: Klein M (ed), Contributions to Psycho-Analysis. Hogarth Press, London, pp 98–113

Klerman GL, Weissman MM, Rounsaville BJ, Chevron ES (1984) Interpersonal psychotherapy of depression. Basic Books, New York

Klibansky R, Panofsky E, Saxl F (1992) Saturn und Melancholie. Suhrkamp Taschenbuch Wissenschaft. Suhrkamp, Frankfurt

Kohut H (1971) The analysis of the self. Int Universities Press, New York

Kraines SH (1957) Mental depressions and their treatment. The Macmillan Company, New York

Kretzschmar A (2008) Gestörte Chronobiologie begünstigt Depressionen. JATROS 6: 42–43

Leibetseder M, Wilhelmstätter K, Rothuber H, Mitterauer B (2008) Kognitive Prozesse bei der Verarbeitung depressionsspezifischer Verhaltensweisen (in Veröffentlichung)

Leiblum SR, Goldmeier D (2008) Persistent genital arousal disorder in women: case reports of association with anti-depressant usage and withdrawal. J Sex Marital Ther 34: 150–159

Lejoyeux M, Arbaretaz M, McLoughlin M, Ades J (2002) Impulse control disorders and depression. J Nerv Ment Dis 190: 310–314

Lewinsohn PM, Youngren MA, Grosscup SJ (1979) Reinforcement and depression. In: Depue RA (ed) The psychobiology of depressive disorders. Academic Press, New York, pp 291–319

Li E, Bird A (2007) DNA methylation in mammals In: Allis CD, Jenuwein T, Reinberg D (eds) Epigenetics. Cold Spring Harbor Laboratory Press, Cold Spring Harbor, pp 314–356

Lloyd D (1998) Circadian and ultradian clock-controlled rhythms in unicellular microorganisms. Advances in Microb Physiology 39: 291–338

Lönnqvist JK (2000) Psychiatric aspects of suicidal behaviour: depression. In: Hawton K, van Heeringen K (eds) The international handbook of suicide and attempted suicide. John Wiley and Sons, Chichester, pp 107–120

Mahrholt E (1959) Der Mensch und Dichter Trakl. In: Erinnerungen an Georg Trakl. Otto Müller, Salzburg

Marcinko D, Karlovic D (2005) Oniomania – successful treatment with fluvoxamine and cognitive-behavorial psychotherapy. Psychiatr Danub 17: 97–100

Masi G, Favilla L, Millepiedi S (2000) The Kleine-Levin syndrome as a neuropsychiatric disorder: a case report. Psychiatry 63: 93–100

Maturana HR (1970) Biology of Cognition. BCL report, vol 9. University of Illinois, Urbana

McCulloch WS (1965) Embodiments of mind. The M. I. T. Press, Cambridge, MA

McCulloch WS (1966) Commentary. In: Thayer L (ed) Communication: theory and research. Thomas Publisher, Springfield, pp 13–21

McCullough JP (2006) Psychotherapie der chronischen Depression. Urban und Fischer, München

McNally L, Bhagwagar Z, Hannestad J (2008) Inflammation, glutamate, and glia in depression: a literature review. CNS Spectr 13: 501–510

Mentzos S, Münch, A (Hrg) (2002) Psychose und Sucht. Vandenhoeck und Ruprecht, Göttingen

Mihajlovic G, Hinic D, Damjanovic A, Gajic T et al (2008) Excessive internet use and depressive disorders. Psychiatr Danub 20: 6–15

Mitterauer B (1978) Grenzen der Medizin: Gedanken zur Rolle des Orientierungsverhaltens in der Therapeut-Patient-Beziehung. Z f Klin Psych Psychother 26: 46-53

Mitterauer B (1981) Das suizidale Achsensyndrom. Eine medizinisch-biologische Studie zur Abschätzung der Suizidalität. Wien med Wschr Suppl Nr 68

Mitterauer B (1983) Biokybernetik und Psychopathologie. Springer, Wien New York

Mitterauer B (1985) Die Logik der Handlungsfreiheit. Forensia 6: 125–148

Mitterauer B (1989a) Architektonik. Entwurf einer Metaphysik der Machbarkeit. Brandstätter, Wien

Mitterauer B (1989b) Das suizidale Zuwendungs-Abwendungssyndrom. Schweizer Archiv für Neurologie und Psychiatrie 140: 125–146

Mitterauer B (1993) Handlungstherapie der Depression. TW Neurologie Psychiatrie 7: 20–28

Mitterauer B (1994) Biokybernetik der Depression. Der informierte Arzt 1: 50–57

Mitterauer B (1998) An interdisciplinary approach towards a theory of consciousness. BioSystems 45: 99–121

Mitterauer B (2000a) Clock genes, feedback loops and their possible role in the etiology of bipolar disorders: an integrative model. Med Hypotheses 55: 155–159

Mitterauer B (2000b) Some principles for conscious robots. J Intelligent Syst 10: 27–56

Mitterauer B (2003a) Das Prinzip des Narzissmus – Modell der polyontologischen Selbstreferenz. Grundlagenstudien aus Kybernetik und Geisteswissenschaft 44: 82–87

Mitterauer B (2003b) An action-oriented therapy of depression. http://www.bwwsociety.Org/journal/medicinep.htm

Mitterauer (2003c) The loss of self-boundaries: towards a neuromolecular theory of schizophrenia. Bio Systems 72: 209–215

Mitterauer B (2004a) Imbalance of glial-neuronal interaction in synapses: a possible mechanism of the pathophysiology of bipolar disorder. Neuroscientist 10: 199–206

Mitterauer B (2004b) Löwenherz. Dialoge über die Grenzen. Bibliothek der Provinz, Weitra

Mitterauer B (2004c) Gene silencing: a possible molecular mechanism in remission of affective disorder. Medical Hypotheses 62: 907–910

Mitterauer B (2005) Nonfunctional glial proteins in tripartite synapses: a pathophysiological model of schizophrenia. Neuroscientist 11: 192–198

Mitterauer B (2006a) Where and how could intentional programs be generated in the brain? A hypothetical model based on glial-neuronal interactions. Bio Systems 88: 101-112

Mitterauer B (2006b) Pseudoomnipotence: a model of the manic syndrome. In: Kotlar MB (ed) New developments in mania research. Nova Science Publishers, New York, pp 161–178

Mitterauer B (2007a) Therapie von Entscheidungskonflikten. Das Volintronics-Prinzip. Springer, Wien New York

Mitterauer B (2007b) Einzigartigkeit. In: Mitterauer B, Herr erbarme dich unser. Paracelsus-Verlag, Salzburg

Mitterauer B (2008a) Intersubjective communication in the synapses of the brain. Grundlagenstudien aus Kybernetik und Geisteswissenschaft 49: 84–90

Mitterauer B (2008b) Technik in gottgegebenen Zeiten. Architektonische Psychopathologie. Peter Lang, Frankfurt

Mitterauer B, Pritz WF (1981) Entwurf einer Dialektik der pränatalen Kind-Mutter-Beziehung. Z f Klin Psych Psychother 29: 28–44

Mitterauer B, Kopp C (2003) The self-composing brain: towards a glial-neuronal brain theory. Brain Cogn 51: 357–367

Möller-Leimkühler AM (2008) Geschlechtsspezifische Unterschiede bei Depressionen und Suizidalität J Neurol Neurochir Psychiatr 9: 40–45

Montgomery SA, Asberg M (1979) A new depression scale designed to be sensitive to change. Br J Psychiatry 134: 382–389

Moser G (2007) Psychosomatische Aspekte der funktionellen gastrointestinalen Störungen. In: Moser G (Hrg) Psychosomatik in der Gastroenterologie und Hepatologie. Springer, Wien New York, S 36–66

Musalek M, Liebich H (2008) Vom Kaufrausch zur Kaufsucht. Psychopraxis 11: 13–19

Ning Ma, Lingjiang Li, Ni Shu et al (2007) White matter abnormalities in first-episode, treatment-naive young adults with major depressive disorder. Am J Psychiatry 164: 823–826

Ovidius Naso (1983) Metamorphosen. Artennis, München Zürich

Parker G, Crawford J (2007) Chocolate craving when depressed: a personality marker. Br J Psychiatry 191: 351–352

Parri HR, Gould TM, Crunelli V (2001) Spontaneous astrocyte Ca^{2+} oscillations in situ drive NMDAR – mediated neuronal excitation. Nature Neuroscience 4: 803–812

Perera TD, Park S, Nemirovskaya (2008) Cognitive role of neurogenesis in depression and antidepressant treatment. Neuroscientist 14: 326–338

Perris C (1990) Cognitive therapy: a promising innovation in the treatment of mental disorders. WPA Bulletin 1: 36–38

Platon (1982) Symposion. Sämtliche Werke, Band I, Loewenthal (Hrg). Lambert Schneider 659–727

Pöldinger W (1982) Suizidprophylaxe bei depressiven Syndromen. Neuropsychiatr Clin 1: 87

Pöldinger W (1983) Methoden zur Abschätzung der Suizidalität. Galenus, Mannheim

Pritz WF, Mitterauer B (1977) The concept of narcissism and organismic self-reference. Int Rev Psycho Anal 4: 181–196

Pritz WF, Mitterauer B (1980) Bisexuality and the logic of narcissism. World Journal of Psychosynthesis 12: 31–34

Ranga K, Krishnan R, Swartz MS, Larson MJ et al (1984) Funeral mania in recurrent bipolar affective disorders: reports of three cases. J Clin Psychiatry 45: 310–311

Ranke-Graves R von (2005) Griechische Mythologie. Rowohlts Enzyklopädie, Reinbek bei Hamburg

Reeve P, Addario-Berry L (2008) Mental health: maybe human troubles don't fit into set categories. Nature 454: 824

Ricca V, Mannuci E, Mezzani B, Moretti S et al (2001) Fluoxetine and fluvoxamine combined with individual cognitive – behaviour therapy in binge eating disorder: a one-year follow-up study. Psychother Psychosom 70: 298–306

Ringel E (1961) Neue Untersuchungen zum Selbstmordproblem. Hollinek, Wien

Rothuber H, Kralovec K, Yazdil K, Mitterauer B (2007) Loss of self-understanding: a behavior-oriented model of depression. Med Sci Monit 13: CR 1–CR 7

Sancora G, Gueorguieva R, Epperson CN et al (2004) Subtype – specific alterations of GABA and glutamate in patients with major depression. Arch Gen Psychiatry 61: 705–713

Safran JD (1990) Towards a refinement of cognitive therapy in light of interpersonal theory: I. theory. Clinical Psychology Review 10: 87–105

Scherk H, Kemmer C, Usher J et al (2008) No change to grey and white matter volumes in bipolar I disorder patients. Eur Arch Psychiatry Clin Neurosci 258: 345-349

Schmale AH (1972) Depression as affect, character style and symptom formation. In: Holt R, Peterfreund E (eds) Psychoanalysis and Contemporary Science, Vol 1. Macmillan, New York, pp 45–61

Schüle C, Baghai TC, Rupprecht R (2007) Neue Erkenntnisse zur Pathogenese und Pathophysiologie der Depression. Nervenarzt (Suppl3) 78: 531–550

Seligman MEP (1975) Learned helplessness. Freeman, San Francisco

Spitzer C, Dahlenburg B, Freyberger HJ (2006) Rezidivierende depressive Störung bei Caspar David Friedrich. Ein pathographischer Versuch mittels operationalisierter Diagnostik. Fortschr Neurol Psychiatr 74: 392–399

Steiger JA (1996) Melancholie, Diätetik und Trost: Konzepte der Melancholie und 17. Jahrhundert. Manutius Verlag, Heidelberg

Szilasi W (1946) Macht und Ohnmacht des Geistes. Alber-Verlag, Freiburg

Tellenbach H (1974) Melancholie, Problemgeschichte, Endogenität, Typologie, Pathogenese, Klinik. Springer Verlag, Berlin

Varela FJ (1975) A calculus of self-reference. Int J General Systems 2: 5–24

Volterra A, Magistretti P, Haydon PG (2002) The tripartite synapse – glia in synaptic transmission. Oxford University Press, Oxford

Winkler D, Pjrek E, Kasper S (2005) Anger attacks in depression – evidence for a male depressive syndrome. Psychother Psychosom 74: 303–307

Zinterhof P (2007) Computersimulation des Prinzips der redundancy of potential command (unveröffentlicht)

Zullino DF, Bancila V (2008) You don't believe in a patient's depression? Watch the watch! Arch Psychiatr Nurs 22: 50–51

Anhang
Akzeptanz-Verwerfungsfragebogen
(AVF)

Auswertung:

Allgemein:

Bei 1, 2 und 3-Punkt-Antworten (manchmal, häufig, ständig) ist nach weiteren Beispielen zu fragen.

Die AKZEPTANT-ITEMS (24, 29, 8, 17, 13, 4, 20) getrennt von den VERWERFUNGS-ITEMS auswerten.

Jeden Relevanzbereich für sich analysieren, in wie weit zu den einzelnen Items der Trend zu:

3-Punkt-Antworten (ständig): wenn ja, liegt ein Verwerfer (Akzeptor) in diesem Bereich vor.

2-Punkt-Antworten (häufig): wenn ja, ist **eher ein** Verwerfer (Akzeptor) in diesem Relevanzbereich gegeben.

1-Punkt-Antwort (manchmal): wenn ja, ist **eher kein** Verwerfer oder Akzeptor in diesem Relevanzbereich gegeben.

0-Punkt-Antwort (nie): wenn ja, ist kein Verwerfer oder Akzeptor in diesem Relevanzbereich gegeben.

Spezielle Suiziditems:

Die besonders gekennzeichneten Items
– 32 (Anspruchsniveau)
– 28 (Gefühlswelt) und
– 31 (Gefühlswelt)
kennzeichnen die suizidale Verwerfungsfähigkeit.

Untersuchungsdatum: _____

Geschlecht: _____

Alter: _____

höchste Schulbildung: _____

aktueller Beruf: _____

wie psychisch stabil fühlen Sie sich zur Zeit: 1 – 2 – 3 – 4 – 5

(in Schulnoten: 1 = sehr stabil, 5 = sehr instabil

		Meistens Nie	Manchmal	Häufig	Meistens Ständig	Frage nicht zutreffend
1.	Wenn ich etwas Teures haben will, kauf ich es auch dann, wenn ich dafür auf etwas Anderes verzichten muss.					
2.	Wenn ein ständig bellender Hund meine Ruhe stört, dann unternehme ich etwas gegen das Gebelle.					
3.	Wenn mich ein Partner enttäuscht, dann will ich nichts mehr mit ihm zu tun haben und suche einen anderen.					
4.	Wenn ich Probleme mit Arbeitskollegen habe, dann finde ich mich damit ab.					
5.	Wenn ein Arbeitskollege mir eine Bitte abschlägt, dann versuche ich, ihm meinen Willen aufzuzwingen.					
6.	Wenn ich Gäste habe, und es überkommt mich großes Schlafbedürfnis, dann schicke ich die Gäste weg.					
7.	Wenn ich etwas wissen will, schiebe ich alles andere beiseite, bis ich das in Erfahrung gebracht habe.					
8.	Ich verfolge nur dann ein eigenes Ziel, wenn ich niemandem damit schade.					
9.	Wenn ich fortgehen will, aber meine Familie dagegen ist, gehe ich trotzdem weg.					
10.	Wenn ich eine Tätigkeit ausüben soll, die ich nicht will, höre ich damit auf und mache etwas anderes.					
11.	Wenn mir am Gesteig eine Gruppe entgegenkommt, setze ich meinen Weg unverändert fort, ohne den Leuten auszuweichen.					
12.	Wenn ich mich in einer Gesellschaft langweile, gehe ich weg und suche mir eine andere Runde.					
13.	Mit Menschen, die mir unsympathisch sind, versuche ich trotzdem auszukommen.					
14.	Wenn es mir an einem Ort nicht mehr gefällt, gehe ich woanders hin.					

Akzeptanz-Verwerfungsfragebogen (AVF)

	Meistens Nie	Manchmal	Häufig	Meistens Ständig	Frage nicht zutreffend
15. Wenn ich mit einem Arbeitskollegen Probleme habe, wende ich mich einem anderen zu.					
16. Wenn mich ein unangenehmes Gefühl oder eine schlechte Stimmung belastet, kann ich mich selbst in eine andere Stimmung versetzen.					
17. Wenn mich jemand um einen Gefallen bittet, zögere ich nicht, diesen zu erfüllen.					
18. Wenn ich mich zu etwas entschlossen habe, ziehe ich das durch, selbst wenn ich dabei Verluste (Beziehung, Geld etc.) hinnehmen muss.					
19. Wenn ich traurig bin, kann ich mich selbst ablenken und dadurch mich wieder in einen ausgeglichenen Zustand versetzen.					
20. Wenn ich jemanden enttäuscht habe, so beschäftigt mich das weiterhin.					
21. Wenn ich etwas erreichen will, ziehe ich es mit allen Mitteln durch.					
22. Wenn mich eine Sache, die ich besitze (Buch, Musikinstrument, Sportausrüstung etc.), nicht mehr interessiert, so gebe ich das her.					
23. Wenn ich meine Ruhe haben will, richte ich alles so ein, dass niemand an mich herankommt.					
24. Wenn ich einen Misserfolg habe, finde ich mich damit ab.					
25. Wenn mir ein Ort unerträglich ist, muss ich ihn aufgeben.					
26. Wenn mir ein Mensch (Partner etc.) unerträglich ist, muss ich weg.					
27. Wenn mir eine Arbeit unerträglich ist, muss ich diese aufgeben.					
28. Wenn ich in einer unerträglichen Stimmung (Depression, Traurigkeit) bin, will ich mir am liebsten das Leben nehmen.					
29. Ich bin meinem Schicksal ergeben.					
30. Wenn etwas nicht funktioniert, wie ich es mir vorstelle, dann bricht die Welt für mich zusammen.					
31. Wenn ich in einer unerträglichen Stimmung (Depression, Traurigkeit) bin, interessiert mich in diesem üblen Zustand nichts mehr.					
32. Wenn mich jemand schwer gekränkt oder enttäuscht hat, dann lenke ich durch oberflächlichen Kontakt davon ab, dass ich eigentlich mit niemandem mehr etwas zu tun haben möchte.					

(Fortsetzung)

Name	Untersuchungsdatum	Geburtsdatum	Diagnose

	VERWERFUNG	AKZEPTANZ

I. DURCHSETZUNG

(von Wünschen und Bedürfnissen)

A. im materiellen Bereich (nicht zwischen-

menschlich)

1	14	21	22	25

B. im zwischenmenschlichen Bereich   1   allgemein

11	12	18

2   Partner, Familie

9	26

3   Beruf

5	10

II. ANSPRUCHSNIVEAU   1   in Bezug auf Selbst

(Zielsetzung, Erwartungshaltung)

7	30

24	29

2   kommunikativ

23	32

8	17

III. PROBLEMLÖSUNG   1   allgemein

(Umgang mit Konflikten)

2	6

13

2   Partner, Familie

3

3   Beruf

15	27

4

IV. GEFÜHLSWELT

(Innenleben)

16	19	28	31

20

Beispiel 1. Akzeptanz vs. Verwergung – Relevanzbereiche

Name		Untersuchungsdatum	Geburtsdatum	Diagnose

	VERWERFUNG	AKZEPTANZ

I. DURCHSETZUNG

(von Wünschen und Bedürfnissen)

A. im materiellen Bereich — (nicht zwischen-menschlich)

1	14	21	22	25
0	1	0	0	3

B. im zwischenmenschlichen Bereich — 1 allgemein

11	12	18
1	1	2

2 Partner, Familie

9	26
0	3

3 Beruf

5	10
1	2

II. ANSPRUCHSNIVEAU

(Zielsetzung, Erwartungshaltung)

1 in Bezug auf Selbst

Verwerfung:
7	30
1	0

Akzeptanz:
24	29
3	1

2 kommunikativ

Verwerfung:
23	32
1	0

Akzeptanz:
8	17
1	3

III. PROBLEMLÖSUNG

(Umgang mit Konflikten)

1 allgemein

Verwerfung:
2	6
1	1

Akzeptanz:
13
2

2 Partner, Familie

3
0

3 Beruf

Verwerfung:
15	27
2	1

Akzeptanz:
4
1

IV. GEFÜHLSWELT

(Innenleben)

Verwerfung:
16	19	28	31
0	0	0	1

Akzeptanz:
20
2

Beispiel 2. Beispiel einer Analyse der Verwerfungs- und Akzeptanz-Handlungsstile (AVF)

Sachverzeichnis

Printed and bound by PG in the USA

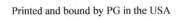